침마취 기법

鍼 摩 醉　技 法

편저 : 박종갑

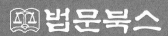
법문북스

침마취 기법

鍼摩醉技法

편저 : 박종갑

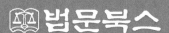

법문북스

序　文

　　오늘날 行해지고 있는 全身 麻醉는 完成된 麻醉 方法이라고는 斷言할 수 없다.

針麻醉도 많은 缺點을 가지고 있으나, 무엇보다도 簡單하다는 點과 大災害地, 그리고 一線이나, 避地같은 곳에서 無痛을 必要로 할 경우에는, 不完全이라곤 하지마는 이에 代身할 만한 것은 現在로는 없다는 것을 생각지 않으면 안된다. 麻醉를 包含하여 모든 醫療行爲가 現代 文化를 否定하고서는 成立되지 않는다고는 하나, 많은 危險性을 內包하고 있다는 것은 事實이며, 公害나 藥害 따위의 近代 文明에의 反省도 包含하여, 한번은 取扱해보아야 할 것이라고 믿는다.

　　1971年頃부터 中國에서의 針麻醉의 紹介가 專門家나 一般 사람들, 또는 醫師 가운데서도 麻醉科醫師 以外의 사람들에 依하여 가져지게 되었다. 當初엔 너무나 奇가 誇示된 것이라는 見解가 强하였고, 또한 學問的 分析이 行해지지 않고 報道되었던 일도있다.

　　1972年 耳鼻咽喉科 部長 鳥山稔 博士, 岡本途也 敎授들의 訪中에 依하여, 電麻機나 針麻醉의 詳細한 點이 比効的 判明되었으므로, 病院 麻醉科에서는 1972年 7月 11日 以後 耳鼻咽喉科의 手術을 中心으로 針麻醉를 試行하여 왔다.

　　다시 著者 自身이 1973年 5月 27日부터 1973年 6月 21日까지의 約 1個月間의 訪中으로 어느 麻醉科 醫師와의 實際上의 意見 交換의 機會를 가질 수가 있었다.

　　우리 나라에서의 針麻醉의 發展은 약간 진전되어 있지만 이것을 無視하려는 사람이 많은 실정이다, 거기서 조그마한 經驗이기는 하나, 系統的으로 整理를 行하여, 좋은 點은 取해 주었으면 하는 마음 懇切하다. 여기에

實際로 行하는 方法에 對하여 記述하고 조금이라도 많은 사람들에게 바른 方法을 紹介하려한다. 그 結果 많은 사람의 經驗을 基礎로 하여 보다 高度의 麻醉方法이 開發되었으면, 하는 것이 著者의 所望이다.

勿論, 麻醉科 醫師의 立場에서 針灸, 經絡에 對한 공부는 全혀 하지 않았으므로 그의 專門家들과는 意見이 다른 點도 많으리라 생각되나 取穴, 即 針을 刺入하는 經穴의 名稱은 一坦 中國方式으로써 나타내었다.

臨床醫, 特히 耳鼻咽喉科·皮膚科·外科方面, 針麻醉에 흥미를 가지는 麻醉科醫師, 醫學生 여러분들의 參考가 된다면 多幸이다. 더욱, 耳鼻咽喉科 方面의 症例가 많으므로, 그 쪽의 麻醉가 主가 될지도 모르겠다.

著　者　告

序

針麻醉는 페인, 크리니크에 應用하여, 充分히 使用하게 할 수 있는 方法이다. 그러기 위한 入門書는 近代麻醉學을 修學하면서, 더구나 보다 많은 針麻醉를 經驗한 사람에 依하여 著述된다면 理想的이다.

著者 久場襄 博士는 局所 麻醉의 大家, 西邑信夫 敎授밑에서 麻醉學을 工夫하였다. 後에 熊大醫學部講師로서 페인, 크리니크를 擔當하였을때 부터 이미 東洋醫學에 興味를 느끼고 電氣針療法을 導入하여 많은 患者를 모우고 있었다.

따라서 1971年에 針麻醉가 世界에 紹介되었을 때, 재빨리 이 方面의 硏究에 拍車를 加한것은 著者의 閱歷으로 볼 때, 當然한 느낌을 禁할 수 없다.

著者가 勤務하는 病院은 1972年 7月 以後, 數百例의 針麻醉가 行해져 온 것으로 알려져 있다. 著者는 神經브로크의 知見에서 針麻醉의 機序에 基礎的 檢討를 加味하면서 그 成功率을 높이어 왔다. 그의 適應하는 範圍도 耳鼻咽喉科 部門에서 널리 外科一般에 걸쳐, 다시 開頭術에 까지 達하고 있다. 針麻醉器의 開發指導도 行하여 거의 完成의 段階에 到達하였다고 할 수 있는 것이다.

本著의 解說에 따라 經驗을 쌓으면, 針麻醉의 手技를 쉽사리 익힐 수 있으리라 生覺된다.

針麻醉가 手術을 위한 安全한 麻醉法인 同時에 處置困難한 痛症의 對策으로서 많은 可能性이 期待되고 있을 때, 本著는 實로 時宜를 얻은 好著라고 생각된다.

針麻醉의 槪要는 醫師에게 있어서는 普遍的인 常識이라고 하지 않으면 안되는 趨勢에 놓였다. 本著가 많은 讀者를 얻고 將來 여러분들의 意見을 얻어 改訂되고 다시 成長되어 갈 것을 비는 바이다.

추 천 자 씀

序

내가 처음으로 針麻醉에 依한 手術을 본 것은 1972年 5月 28日이었다. 病院에서 엄지손가락의 指根과 손목의 內側에 針을 찌르고, 電氣를 通하여 行한 甲狀腺의 全摘出術을 보았다. 그 麻醉効果에 나도 모르게 놀랐다. 針麻醉로써 手術을 할 수 있다는 것을 認定하지 않을 수가 없었다. 患者는 平靜하고, 術者는 아무런 두려움도 없이 手術을 行하고, 手術後에 患者는 손을 흔들며 感謝를 하고선 돌아갔다.

그 後, 中國 各地에서 針麻醉에 依한 手術을 20餘回나 보고서, 이것이라면 우리들도 할 수 있다. 무엇인가 우리들이 알지 못하는 眞理가 있다고 생각했다. 同行한 鳥山稔先生은 中國에서「우리들도 針麻醉를 해보자」고 편지를 내었다. 그것을 받은이가 同病院의 麻醉科 部長 久場襄先生이다.

久場先生은, 그 보다 앞서부터 針에 興味를 가지고 패인, 크리니크에 應用하고 계셨다. 그래서, 鳥山 先生의 連絡에 應하여, 7月 11日 처음으로 中國式 針麻醉에 依한 扁桃摘出術과 副鼻腔根本 手術을 病院에서 行하였다. 그 當時는 아직 針麻醉에 對한 偏見이 있었던 만큼, 積極的으로 協力을 해주신 久場先生과 手術을 받게된 患者분에게 感謝를 드린다.

그 後 久場先生은 스스로 針을 놓아서 針麻醉를 多奔스럽게 行하셨다. 그리하여, 西洋醫學, 即 現在의 麻醉學에 基礎를 두고, 針麻醉를 熟考하셨고, 그方法도 改良하셨다. 또한 1973年 5月, 先生 自身이 中國으로 건너 가서서 中國에서의 針麻醉의 實際를 보고 오셨다.

本書는 이들의 經驗과 知識에 基低를 두고 쓰신 것이라 생각된다. 나 自身도 크게 期待하고 있으나, 手術을 行하는 醫師는 勿論, 患者의 疼痛에

對處하는 醫師에게는 커다란 參考가 되리라고 생각한다. 그리고, 새로운
科學의 分野가 展開될 것을 바라는 것이다.

                                                    추 천 자   씀

目　次

總　論

I. 歷　　史

古代 中國醫學은 數千年의 歷史를 가졌으며, 針灸의 理論과 技法은 約 2,000 年 前에 編纂되었다는 東洋 最古의 醫書 "黃帝內經" 에 詳細히 記載된 것을 볼 수 있다. 針의 鎭痛 作用도 옛부터 알려져 있었다.

最初의 針麻醉에 依한 手術은 1958 年 上海에서의 扁桃摘出術일 것이다. 1959 年, 1960 年에는 中國 各地에서의 針麻醉의 實際가 報告되어 있다.

1966 年 頃의 文化革命을 거쳐, 한층 더 進步 發展을 遂行했다. 1968 年에는 大部分의 地域에서 針麻醉가 行해지게 되었다.

1971 年 8 月, 針麻醉의 原理에 關한 論文이 世界에 發表됨에 이르자, 麻醉 效果의 確實性이 客觀性을 띄게 되었다.

이즈음 日本에서도 獨自의 方法으로 3, 4 人의 사람들이 제각기 自己들의 地方에서 微微하게 하고 있는 것 같으나, 一般 사람들이 알 程度까지는 이르지 못하였다.

1972 年 以來, 韓國과 日本의 各地, 特히 産婦人科醫, 耳鼻咽喉科醫, 腦神經外科醫의 一部, 사람들에 依하여, 針麻醉下에서의 手術 成功例가 報告되기 시작하였다,

麻醉科醫에서는 著者들의 報告가 最初의 것일 것이다.

中國에서는 手技에 依한 針의 刺戟과 電麻機에 依한 針의 刺戟의 두 가지 方法이 거의 平行하여 行해지고 있으나, 우리 나라에서는 電麻機 等을 使用한 電機刺戟에 依한 것이 大部分이다.

II. 中國에서의 針麻醉 展開의 素地

笑氣개스 入手의 困難性은 20年來 改善되는 일 없이, 全身 麻醉는 프로카인의 點滴麻醉나 에태르의 閉鎖法 等이 主였으며, 重症 患者인 境遇나 專門醫가 아닌 醫師의 손에 依한 麻醉 方法에는 몹씨 苦悶한 結果, 針麻醉가 생겨나게 되었다는 생각도 成立될 것이다. 마침 이러할 때, 針麻醉의 成功이 指導者의 귀에 들어간 것이라고 생각된다. 거기서 醫學의 中西合作이 외쳐지고, 또 國民을 위한 醫術를 實行하기 위해서도 맨발의 醫師, 醫學校의 修業 年限의 短縮 等이 行해지는 한편, 自力 更生이라는 슬로건을 내걸며, 地方이나 集團의 自立을 促進하여 醫療에 있어서도 이것을 適用시키고 各地域에서의 藥草의 栽培, 製藥, 注射藥 等의 生産까지 行할 수 있는 體制가 되어 있으며, 간단한 手術같은것도 이러한 생각에서 어떠한 條件下에서도 行해지지 않으면 안된다. 이러한 條件下에서의 手術을 行하기 위한 麻醉 方法에는 針의 麻醉 鎭痛效果라하는 것은 가장 魅力이 넘치는 것이다. 히말리야의 벽지에서도, 野戰 病院속에서도, 船舶 안에서도, 간단하게, 더구나 別다른 專門醫가 아니듥ᆬᄃ 麻醉를 施行할 수 있는 것이다.

지금의 中國에서는 이러한 點을 생각하여 보면, 넓은 國土가 設或 여러 조각으로 갈려지는 일이 있드라도 그들 地方이나 集團이 有機的 活躍을 할 수 있는 狀態가 되어 있음을 지아쳐 볼수 없다.

中國에서는 古來에도 그러했던것 처럼 今後에도 우리들은 針麻醉뿐만아니라 여러 가지 醫學改革에 힘을 쏟는 指導方針에 對하여 純粹한 눈으로 보고 活用하는 것이 좋을 것이다.

Ⅲ. 針麻醉의 理論 解明으로서의 初步

1) $A\delta$에의 抑制 神經의 關與

痛症을 傳達하는 神經은 $A\delta$ 線維 및 C 線이라는 것은 많은 사람들이 認定하고 있는 터이다. 이들의 神經線維를 사이에 끼워, 痛症의 인파르스는 中樞에 傳해져서 腦皮質에서 痛症이라는 感覺이 構成된다.

臨床的으로는 切開된 皮膚까지도 一定時間이 지나면 痛症은 消失되고, 皮膚의 一部를 壓迫함으로써 아픔이 輕減된다는 것이 알려 져있다. 다시 中樞에서의 抑制, 即 强한 意志에 따라서는 痛症은 抑制될 수 있다는 것도 옛부터 알려져 있다.

針麻醉가 왜 効力이 있는가에 對해서는 이러한것 만으로서는 解決되지 않는다.

針의 刺激은 pressure receptor에서 傳해지고 있다는 說이 있다, 이 感覺은 굵은 線維임은 틀림없는 일이며, 最近의 文獻에서 $A\beta$이라는 것을 거의 알게 되었다. 이 $A\beta$ 線維는 sabstantia gelatinosa 및 thalamus로써 痛症을 傳하는 $A\delta$ 및 C線維와 마찬가지로, neuron의 交換을 行하고 있다는 것이며, 이 neuron이 交換될 때, 서로 影響을 주고 받는다는 것은 짐작이 간다. $A\beta$에서의 抑制가 加하여지는 일도 있을 수 있다.

이 事實을 針麻醉를 할 때의 中樞(thalamus)에 일어나고 있는 變化로써 본다면, 身體의 一部에 加하여진 强한 痛症의 刺激이, 視床에 傳達되었을 때, 이미 일어나고 있는 針에 依한 $A\beta$의 neuron의 發火가, 뒤에서 오는 $A\delta$의 神經 細胞의 發火를 抑制하기 위하여, 患者는 手術에 依한 아픔은 느끼지 못할 것이다. 때로, 이 針에 依한 刺激에서 오는 抑制를 넓은 刺激(痛症의)이 上行하여 왔을 때는 患者는 아픔을 느끼는 것일 것이다.

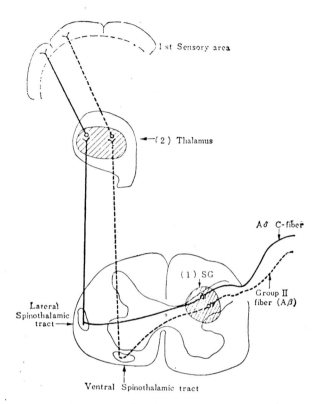

1 st Sensory area

(2) Thalamus

Aδ C-fiber

(1) SG

Group Ⅱ
fiber (Aβ)

Lateral
Spinothalamic
tract

Ventral Spinothalamic tract

(그림 1) 針刺激의 Aδ, C 에의 作用點

針麻醉 時의 針의 刺激이 Aβ 線維로 傳해지는 것으로서, Aδ 와는 다른 것은 臨床的으로도 判明할 수 있다는 일이다. 라고 하는 것은 針의 刺激이 決코 痛覺의 receptor 를 刺激하고 있지 않다는 일이다. 即 患者에게 針을 찌를때, 持續되는 "울림"이 있는가 어떤가를 確認해야만 한다. 무거움, 나른함, 때로는 답답하다는 表現으로 나타내는 "울림"이라는 느낌은, 中國生理硏究所에서의 針麻醉原理硏究班이 말하는 壓覺을 傳達하는 神經線維일 것이다.

Superficial refered pain ascends
spino-thalamic tract

Neurone Y.

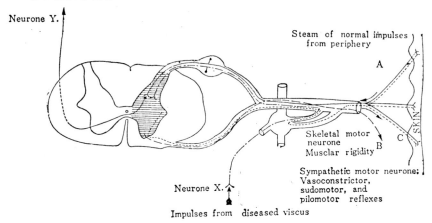

Steam of normal impulses
from periphery

A

Skeletal motor
neurone
Musclar rigidity　B

Sympathetic motor neurone:
Vasoconstrictor,
sudomotor, and
pilomotor reflexes

C

SKIN

Neurone X.

Impulses from diseased viscus

(그림 2)　Diagram to illustrate Mackenzie's theory of referred pain. Afferent
impulses from a diseased viscus enter the posterior horn of the spinal
gray matter over neuron X and set "irritable focus"(shaded area).
The normarry subconscious afferent impulses from the body surface
which traverses which traverse neuron A now jump the synapse to
neuron Y and reach the thalamus as pain which is referred to chara-
cteristic cutaneous areas. The motor neurons B and C may also be
discharged and cuse reflex rigidity of skeletal musale, or vasmotor,
sudomotor and pilomotor phenomena. (Bonica: Management of pain)

이와 같은 發火의 抑制는 脊髓레벨의 S.G. 의 部에서도 일어나고 있다
고 생각된다.

　針麻醉에서는 發火의 抑制가 完全하지는 못하므로, 術野에서 일어나는
强한 痛症의 刺激으로는 인파르스는 中樞에 傳해져서 痛症으로서 感覺된
다, 이러한 때의 對策으로써 一時的 아니 一瞬間이라도 手術 操作을 中止
하는 것으로써 아픈 感覺은 사라지는 것이다. 그밖에 鎭痛劑의 使用도 有
效하다.

　針의 鎭痛효果가 不完全한 것이나 다른 知覺麻痺가 생기지 않음으로써,
高位 中樞에서의 抑制를 할 수 없는 사람은, 完全하지 않는 發火의 抑制.

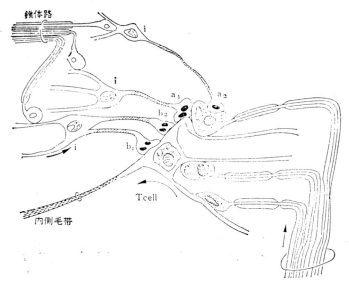

(그림 3) 抑制系路

即 極히 가벼운 아픔을 참을 수 없는 程度의 痛症으로 느끼거나 다른 殘存하는 感覺이나, 手術에 對한 恐怖心 때문에 痛症 以外의 刺激이라도 痛症으로서 感覺하는 사람이 있으며, 針麻醉나 때로는 局所 麻醉조차 全혀 無効라고 判斷해버리는 수도 없지 않다. 이 傾向은 精神的 發育이 늦은 사람이나, 自律心, 克己心이 缺如된 사람에게는 받아 들이기 어려운 麻醉 方法인지도 모른다.

  그러나, 麻醉科 醫師의 努力뿐만 아니라, 手術을 하는 術者의 協力도 重要하다. 手術하기 前부터 患者를 (精神的으로) 信賴하도록 하는 것이나 手術 操作의 不必要한 것을 없애고, 솜씨 있는 手術이 針麻醉의 關鍵이기도 하다.

  단지 이 點은 現存하는 藥物로써 거의 補完할 수 있는 問題이기도 하다. 針麻醉에 藥物을 併用하는 것으로서, 우리 나라에서도 十分 應用할 수 있는 麻醉 方法이 될 수 있다.

2) 末梢 神經 쁘로크

著者들이 行하고 있는 가장 確實한 analgesia의 狀態를 針으로 얻는 手段은, 神經根部에 針을 찌르고, 그 神經의 支配 領域의 麻醉를 行하는 方法이다.

顔面의 手術을 할 때에 上·下顎 神經에의 刺針, 胃切除術에서 肋間 神經에의 刺針, 甲狀腺 手術을 할 때 扶突이라는 頸神經叢에의 刺針, 손가락을 手術할 때와 指쁘로크와 同一한 刺針, 코 手術時의 刺針 等은 末梢部의 analgesia를 얻을 수가 있다.

이 境遇의 anesthesia는 前項 中樞性의 鎭痛 效果 보다도 强力하며, 때로는 anesthesia에 가까운 것을 얻을 수 있다.

手術에 依한 痛症의 impulese는 神經 線維를 上行하여, 針部에서 impulse의 bloch된 狀態가 일어나는 것이 想像된다. 即 針部에서는 電針이나 捻針에 依하여 생긴 神經의 分極 狀態가 되어 있어서, impulse의 上行을 막는것이리라. 勿論 針의 刺激은 上行하여 中樞에도 傳해져 있어서, 이 末梢에서 일어난 手術에 依한 刺激의 impulse가 때로는 上行하여도, 即 針에 依하여 痛症의 中樞의 抑制가 일어나, 거의 感覺되지 않는 것이리라.

이 境遇의 針의 刺激은 5,000 Hz 이거나 10,000 Hz 이면 좋다고 하는 것으로 보아도 首肯이 된다.

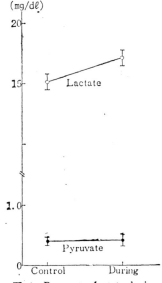

(mg/dℓ)

図 4 Pyruvate, lactate during acupuneture anesthesia

(그림 4) Pyruvate, lactate during acupuneture anesthesia

3) Gatec Ontrol theory

이것에 依하여 麻醉의 機序를 說明하려는 사람도 있으나, 이것은 Aδ 線維가 壓覺이나, 이른바 針의 "울림"이라

는 것을 傳하고 있는가, 或은 壓覺은 別途의 線維로 傳해지고 있는가 明
確치 않다. 痛覺이나 壓覺 等을 傳하는 神經線維를 包含한 "굵은 線維"라
는 것으로 說明이 되고 있다. 이것은 C 線維로부터의 것은 抑制되는 것을
알지만, 手術 等의 first pain은 $A\delta$ 가 傳한다고 알려지고 있으며, $A\delta$ 로
부터의 impulse 는 어디서 block 되거나 減弱되는 지는 疑問이 남는다.

表 1

Lactate (mg/dl)		Pyruvate (mg/dl)	
Cont	During	Cont	During
15. 4	18. 7	0. 43	0. 41
14. 9	18. 4	0. 39	0. 32
12. 4	16. 4	0. 33	0. 37
15. 8	14. 9	0. 43	0. 49
17. 2	17. 3	0. 47	0. 48
15. 14	17. 14	0. 410	0. 414

4) 除痛 物質의 生產

針麻醉 後의 患者의 痛症이 적은 것은, 電針이나 捻針에 依하여, 神經
關聯性의 物質 가운데 있는 어떤 種類의 것, 아마 카테콜아민 類의 무엇
인가가 鎭痛效果를 가져오게 하고 있으리라, 臨床的으로도 라크대드가 針
麻醉에 依하여 근소하기는 하지만 增加하는 것으로써도 짐작할 수 있을
것이다. 또 토끼의 交叉循環을 行하고 있으니, 한 쪽 토끼에게 針을 놓으
면, 다른 쪽 토끼에게도 麻醉效果가 나타난다는 事實에서도 어떠한 物質
이 針麻醉에 크게 關聯을 가진다는 것을 알 수 있다.

5) 表面 腦波에의 影響

單極誘導이기는 하지만, 腦波上에도 針麻醉는 變化를 가져온다. 徐波化
의 傾向과 포르테지의 增加를 볼 수 있다.

에피레푸시인 경우는 誘發된다고 하는 報告도 있고, 開頭時의 腦內電極
에 依하여서도 誘發됨을 볼 수가 있다.

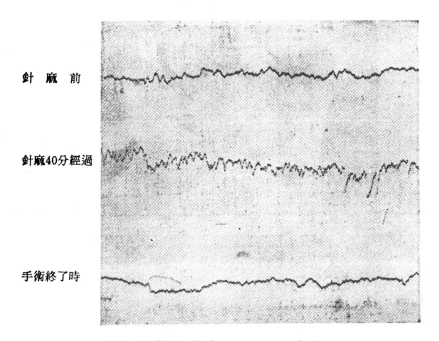

針　麻　前

針麻40分經過

手術終了時

그림 5)　EEG (F-O) of acupunture anesthesia

6) 血液깨스에 주는 影響

上顎洞根本術의 針麻醉中에 血液깨스의 變化가 일어나는가 어떤가 測定하여 보았다. 어느 것이나 補助藥을 使用하지 않고 充分히 手術이 行하여진 針麻醉效果의 有効例이다.

P_{O_2}, P_{CO_2}, pH, BE 어느 것도 有意의 變化는 없고, 正常範圍內의 움직임이며, 針麻醉中에 疼痛때문에 血液깨스에 영향을 줄 程度의 것이 아니라는 것을 알 수 있다.

表 2

Po₂		Pco₂	
Cont	During	Cont	During
87	90	37.0	38.0
82	84	33.5	43.0
84	82	37.0	34.6
92	85	41.5	46.0
93	98	43.0	44.0
97	96	45.0	43.0
X̄89.2	8).2	3).5	41.4

pH		B.E	
Cont	During	Cont	During
7,350	7,343	−6.4	−4.1
7,368	7,352	−4.5	−0.8
7,334	7,402	−3.0	−2.8
7,380	7,375	−0 5	−0.3
7,360	7,370	−5 6	−3.8
7,380	7,374	−0 2	−1.2
X̄ 7,370	7,354	−3 4	−2.2

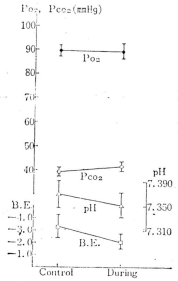

図 6　Blood gas during acupuncture anesthesia

(그림 6)　Blood gas during acupuncture anesthesia

Ⅳ. 針麻醉의 種類

針麻醉의 ·方法에는 손에 依한 捻針, 또는 手針이라 하여, 經穴에 針을 찌른 뒤, 사람의 손으로 針을 90°∼360° 回轉하여 비틀·면서, 깊이로는 ·約 1 cm 程度 針을 빼었다 넣었다 하는 方法과, 電針이라 하여, 經穴에 針을 찌른뒤, 一種의 短形波刺激器를 接續하는 것으로서 電氣的으로 經穴을 刺激하여 麻醉를 하는 方法이 있다.

또한 經穴을 取하는 方法에도, 體針이라 하여 身體의 主로 經絡이라든가 神經을 따라 針을 찌르는 것과, 面針이라든가 耳針, 鼻針이라 하여, 얼굴이나 귀, 코에 身體의 各臟器의 이름이 붙은 經穴이 있으니 여기에 針을 놓아 麻醉를 行하는 것이 있다.

本書는 主로 體針에 對하여 記述할 것이지만, 中國에서 많이 行해지고 있는 體針과 倂用하여 耳針에 對하여서도 약간 記述한다.

Ⅴ. 針電極의 位置(取穴)의 決定

中國에서는 針麻醉에 使用하는 經穴에서 刺針(取穴)은 다음의 두가지 基本에 基礎를 두고 있으나, 어느 것이든 한 쪽만일 수는 없으며, 양쪽이 서로 作用하고 있는 것으로 생각된다. 두가지의 基本이란 神經說과 經絡說인데, 오늘날에는 經絡說이라 할 지라도 神經을 아주 無視할 수는 없는

것이다. 經絡說을 取하고 있는 많은 사람들은, 麻醉科學을 專門으로 하지
않는 醫師가운데, 또는 漢方醫나 中國에서는 中醫라는 사람들은 이方面을
重視하고 있다,

　經絡이나 그 經穴의 作用, 意義는 專門書에 依하는 것이 옳을 것이므로
여기서는 省略한다.

　常用하는 經穴은 다음과 같은것들이다. (附圖 參照).

　魚腰, 攢竹, 陽白, 承泣, 鼻瀆, 顴髎, 下關, 合谷, 內關, 外關, 扶突,
翳風, 下翳風, 1~11 肋間神經, 足三里, 內庭, 列欠, 三陽絡, 少商.

　이들의 經穴은 解剖學的 神經과의 關係를 보면 다음과 같이 된다.

眼窩上神經	(魚腰, 攢竹, 陽白)
眼窩上神經	(承泣)
上顎神經枝	(鼻瀆)
上顎神經根	(顴髎) (下關)
顔面神經枝	(顴髎)
下顎神經根	(下關)
橈 骨 神 經	(合谷—列欠)
正 中 神 經	(內關, 外關, 手三里, 三陽絡)
頸 神 經 叢	(突後)
後耳介神經	(翳風)
第二頸神經	(下翳風)
深腓骨神經	(足三里)
足 背 神 經	(內庭)

　即 經穴은 皮膚 表面의 點으로서가 아니라, 內部에 存在하는 神經 特히
나 壓受容器가 모인 곳이 많이 使用되고 있다. 合倂症의 危險이 적고, 더
구나 一定한 깊이에 있으며, 置針이나 刺針에 適合하다는 것이 몇 千年동
안의 經驗에서 생겨난 것이다. 때로 針麻醉를 行할 즈음에는 中途에서 針
이 빠지는 일이 있어서는 안되므로, 얕은 經穴일 경우에는 近位의 經穴에
透針하는 수가 있다.

VI. 針의 種類

〔材質〕

金, 銀, 스텐래스가 있으나, 一般的으로는 스텐래스이다.

자루 部分에 가는 철사를 감고 있는 것은 捻針이나 電氣的 刺激을 줄 때, 그리프를 끼우기에 알맞으며, 꺾어 굽히는 데에도 便利하다.

〔굵기〕

26. 28. 30. 33. 35 게이지 또는 番이라 하나, 最近에는 直徑으로 나타내는 수도 있다, 게이지 數가 많아짐에 따라 가늘어진다. 28. 30 게이지가 많이 使用되는 것이지만, 긴 針은 게이지도 굵은 것이 있다,

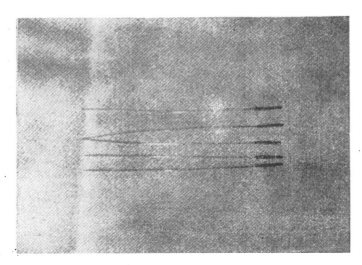

(사진 1) 針治療用 金針

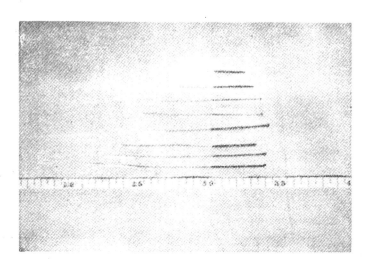

(사진 2) 針治療用 스텐래스 針

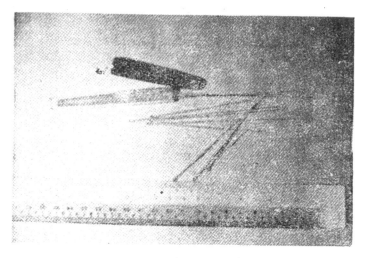

(사진 3) 携帶用 세트

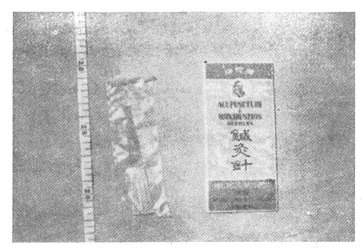

(사진 4)　針의 包裝 (10~20 本들이)

表 3　中國 毫針 規格

굵 기					
게이지(番)	35	33	30	28	26
直徑(m/m)	0.22	0.26	0.32	0.38	0.45
길 이					
寸	0.5	1.0	1.5	2.0	2.5	3.0
m/m	15	25	40	50	65	75

〔길이〕

0.5寸, 1.0寸, 1.5寸, 2.0寸, 2.5寸, 3.0寸, 3.5寸, 4.0寸……으로 0.5寸 길이로 길어진다. 1寸은 約 2.5cm 이다. 合谷이나 顴髎等의 약간 깊은·곳에는 2.0寸을 使用하고, 內關, 承泣等은 1.5寸, 鼻通等은 1.0寸 程度의 것이 適當하다.

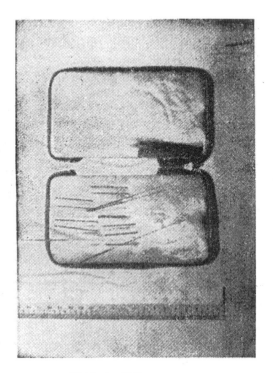

(사진 5)　携帶用針 세트

VII. 刺針方法

平刺, 斜刺, 直刺라는 分類가 있으나, 針痳醉를 行하는 경우는 治療할 때, 比較的 오랜 時間이 걸리므로, 固定하기가 充分하도록 하는 方法이 좋다. 經穴의 選擇도 이點을 첫째로 해야 한다. 中途에서 針이 빠져 痳醉가 되지 않은 일도 있다. (但, 充分히 痳醉効果가 나타난 뒤에 빠진 例도 있으며 主要點만 놓치지 않는다면, 即 補助穴은 빠져 있어도 痳醉 効果는 變하지 않는다).

"울림", "得氣", "針感" 等은 반드시 要求되는 것이다. 針의 刺入點, 即 經穴이라는 곳은 神經과 密接한 關係가 있으며, 神經根, 幹部나 神經束에 一致하여 있어 손가락으로 누르면, 大部分의 經穴에서는 壓痛이나 때로는 "울림"을 깨달을 수 있다.

中國의 生理學者들도 壓受容體가 集合하고 있는 곳이 이른바 經穴이라고 하고 있다.

目的인 經穴에 針을 찔러 가면, 一過性이 아닌, 持續하는 "나른함", 重壓感이 刺入點에서 上行 또는 下行한다. 이 느낌은 痛症이 아니라, 가볍게 針을 비틀어 돌리거나, 손가락으로 振動시키는 것으로 强하게 "울림"으로서 느낀다.

針을 刺入하는 편에서 보면, 針을 찔러 갈때, 針 끝에 가벼운 抵抗을 느낀다. 이때에 患者도 "울림"을 呼訴하는 곳이기도 하다.

皮膚에 刺入할 때에 아픔을 强하게 呼訴할 境遇, 곧 近處를 고쳐 찌르는편이 좋다. 또한 뼈나 骨膜에 닿으면 針 끝을 傷하거나, 患者에게 疼痛을 느끼게 할 뿐으로 効果는 좋지 않으므로 이때도 다시 찌르는 것이 좋다.

Ⅷ. 針의 消毒, 保存, 修理

보통 70% 알콜에 使用前에 15分間程度 담구어 두는 것으로 充分하나, 윌스性의 感染을 豫防하는 目的으로, 한번 使用한 針은 오오트 그레프할 것을 勸한다. 針에 依하여 血淸肝炎의 感染이 일어났다는 報告는 아직껏 없으나 可能性이 있으므로 消毒은 嚴格하게 하는 것이 좋다.

使用後의 針은 부러진 것이나 굽어진 것, 針 끝이 꼬부라진 것, 腐觸따위에 注意하고, 修理를 할 수 없는 것은 廢棄하는 것이 좋다.

修理한 뒤에는 가아제 같은 것으로 잘 닦아서 오오트 그래프한 뒤에 保存한다.

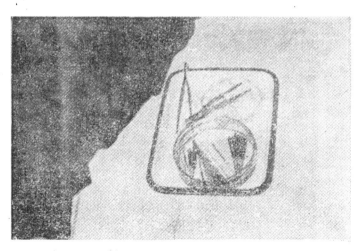

(사진 6) 治療用針의 準備

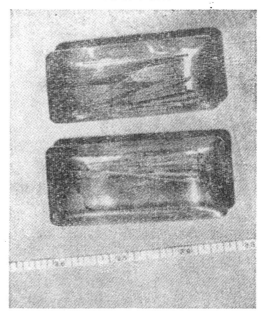

(사진 7) 治療用針의 準備

약간 굽어진 것은 엄지 손가락과 人指로써 또는 그 사이에 솜이나 가아
제를 끼워서, 針의 뿌리에서 끝으로 强하게 壓迫을 加하면서 훑듯이 하면
된다. 같은 動作을 두서너번 되풀이 하면 곧게 된다.

甚하게 굽어졌을 때는 木製의 테이블 같은 곳에 얹어 놓고, 단단한 나
무판자 같은 것으로 누르듯이 하여 針을 훑듯이 뽑아 내면 된다. 단지,
이때, 針이 扁平하게 되지 않도록 注意한다.

針 끝은 砥石(注射針用인 것)이나 보드라운 샌드 패이퍼로 갈면 된다.

IX. 電麻機

〔構造〕

治療用, 麻醉用, 兩用型 等 온갖 種類의 것이 市販되고 있으나 어느 것이 제일 좋다고는 정해있지 않다.

가장 簡單하여 使用하기 쉽다고 생각되는 것은 上海製의 BT 701 이라는 麻醉專門器일 것이다.

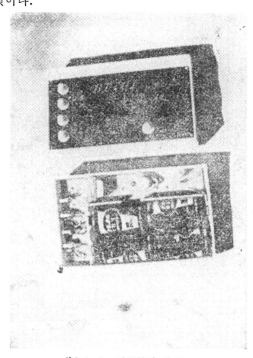

(사진 8) 電麻機의 內部

그래서 BT 701 에 對해서는 자세히 記述한다

  外觀은 寫眞과 같이 프라스틱의 箱子를 갓고 있다. 回路圖 및 構造는 다음에 表示하는 대로이다.

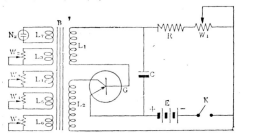

E : 單 1.   4 個 6 Volt   L₃ L₄ L₅ L₃ L₇ : 直徑 0.7 mm 에나멜線
R : 2 KΩ   1200卷
C : 10 Volt 20 μ   L₁ : 直徑 0.10 mm 에나멜線 300卷
W₁ : 4 7Ω 스윗치付   L₂ : 直徑 0.35 mm 에나멜線 100 卷
W₂〜W₅ : 10 KΩ
G : 3 AD₆
B : L₃ : L₂ : L₁＝12 : 1 : 3

(그림 7)   BT 701 回路線

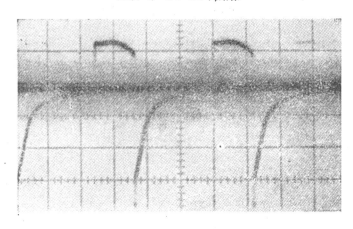

  (그림 8)   BT 701 의 輸出波形(三重複撮影) 한눈금 1 msec, 20 Volt 交流波
            를 使用한 것에 뜻이 있다.

輸出波型은 다음의 寫眞과 같은 交流波이다. 1 K 의 抵抗으로 0〜35Volt

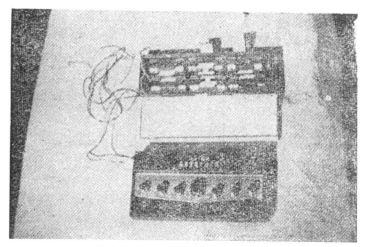

(사진 9)　DZ-B₂ 晶體管電針治療機

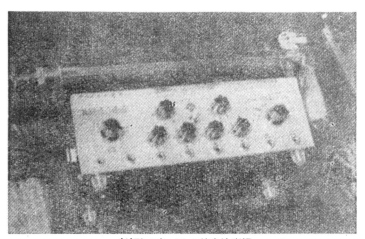

(사진 10)　71-3 總合治療機

까지 可能하여서 刺激의 間隔은 2～40 Hz 까지 바꿀 수 있다.

　그 밖에 使用되고 있는 電麻機의 몇가지를 寫眞으로 提示한다.

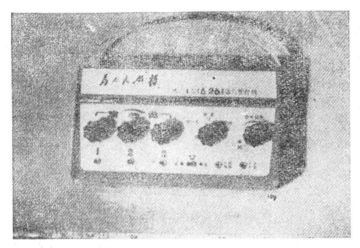

(사진 11) 穗衛 1 型 6, 26 總合醫療機

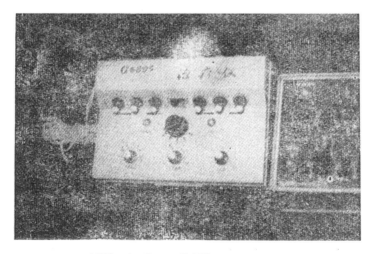

(사진 12) G 6805 治療機

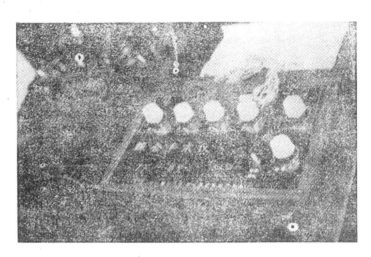

(사진 13)　總合手術機 ZX-Ⅱ型

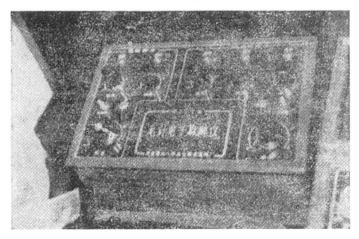

(사진 14)　DJ-7型 無針電子麻醉機

X. 經穴과 針 찌르는 法

〔合谷〕

第一, 第二掌骨 사이에서, 第二指掌骨 쪽을 拇指로 壓迫하면 아픔을 呼訴하는 位置에서 28~30番의 2寸針을 使用하여, 약간 中樞 方向으로 向하여 刺入한다. 皮膚를 찌를 때만 術者의 왼손의 拇指, 人指로 針끝에서 約 5mm의 場所를 가볍게 집어서, 오른손의 拇指와 人指로 針자루 (針柄)을 약간 비틀면서 針을 進入하여 가면, 1寸~1.5寸 쯤 들어간 곳에서 患者가 윗쪽에서 아랫 쪽으로 울리는 나른한것 같은, 무거운것 같은 때로는 痛症, 저림을 느낀다.

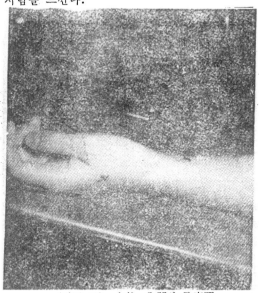

(사진 15) 合谷, 內關의 取穴圖

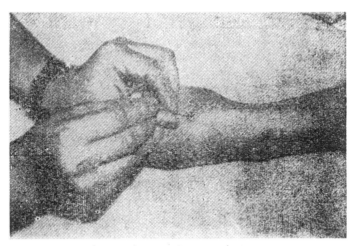

(사진 16) 合谷穴에의 刺法 (1)
처음에 왼손의 拇指와 人指로 針 끝 0.5 cm 의 部位를 가볍게 끼우고,
오른 손으로 자루를 쥐고 經穴에 단숨에 0.2∼0.3 cm 찌른다.

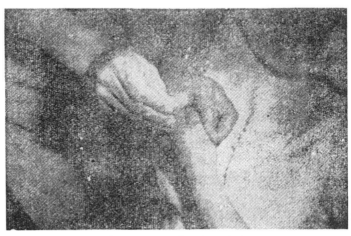

(사진 17) 合谷穴에의 刺法 (2)
이어서 오른손 만으로 천천히 刺入한다

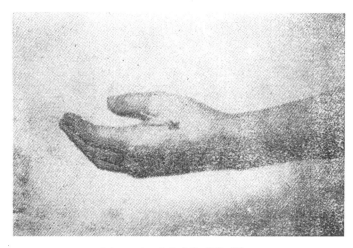

(사진 18)　合谷에의 刺法 (3)
完全히 찌른 것

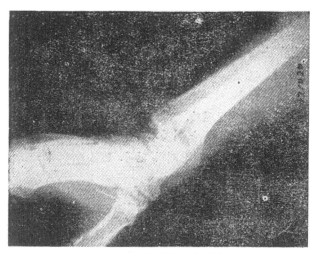

(사진 19)　針의 刺入方向 (1)
合谷, 外關에 찔린 針의 렌트겐 寫眞

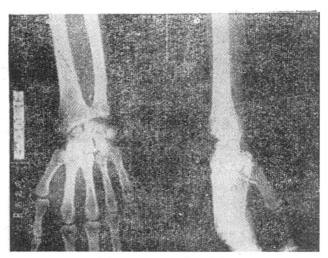

(사진 20) 針의 刺入方法 (2)
合谷, 內關에 찔린 針의 렌트겐 寫眞

術者의 손에는 針 끝에 약간 抵抗이 느껴 진다. 針을 靜置하여 두어도, 患者는 나른 함을 느끼며, 針에 약간 닿이거나 비트는 것으로 이 느낌이 增强하는 것이다. 이 느낌이 없을 때는 針을 皮下까지 뽑아서 약간 方向을 바꾸어 다시 刺入한다.

이 合谷은 强한 刺激을 가져오거나, 腦貧血을 가져 오는 것으로, 患者는 눕혀 두고 針을 놓도록 해야 한다. 橈骨 神經의 一部를 刺激한다.

〔內關〕

掌側腕關節에서 腕橫紋의 正中線上 그 橫指의 位置로, 橈骨에서의 方向으로 찌른다. 이 경우에도 針 끝은 약간 中樞로 向하는 것이 좋다. 針感은 合谷 때와 같다. (外關과 相對하는 곳이다). 1.5寸의 30番이나 28番으로 1寸을 찌른다. 正中神經을 刺激한다.

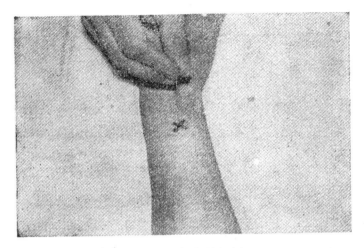

(사진 21)　內關穴의 刺法 (1)

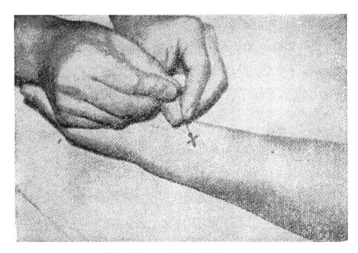

(사진 22)　內關穴의 刺法 (2)

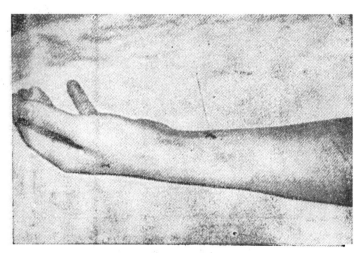

(사진 23) 內關穴의 刺法 (3)

〔外關〕

背側 腕橫紋의 正中에서 上方 第2橫指에 尺骨과 橈骨의 사이에 있다.

針感은 合谷자침과 비슷하며 內關처럼 1.2寸 30番 혹은 28番으로 1寸刺한다. 正中神經을 刺激한다.

〔列欠〕

橈骨莖狀突起에서 約 1 cm 윗쪽으로 手掌側을 팔굽치의 方向으로 비스듬히 2 cm의 깊이로 찌른다. 針感은 腕肘方向으로 간다. 橈骨神經을 刺激한다. 1.5寸 30番, 1寸을 찌른다.

〔魚腰, 陽白〕

正視케 한 狀態로 눈섭의 中心瞳孔과 一致하는 곳을 魚腰, 거기서 1橫指 위를 陽白, 各各 平刺한다. 머리로 放散하는 울림이 있다. 三叉神經의 第一枝를 刺激하고 있다. 1.5寸 30番, 1寸 平刺.

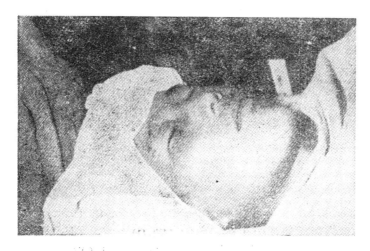

(사진 24) 承泣의 取穴 (1)

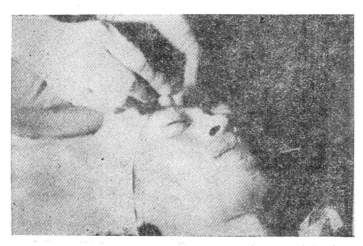

(사진 25) 承泣의 取穴 (2)
下眼窩裂로 向하여 直刺한다. 針이 固定함과 함께 針感이 있다.

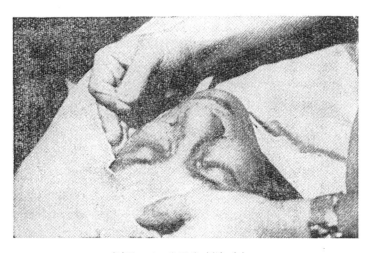

(사진 26) 鼻通의 刺法 (1)
骨鼻孔으로 鼻翼外側上緣에 壓痛을 받는 部이며, 下鼻甲介의
部까지針 끝이 나올 정도로 넣는다.

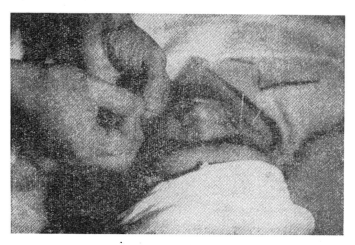

〈사진 27〉 鼻通의 刺法 (2)

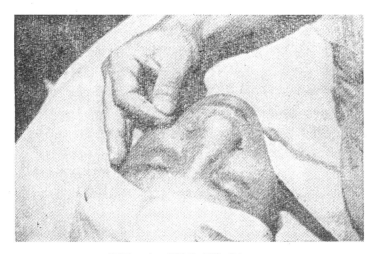

(사진 28)　鼻通의 刺法 (3)

〔欑竹〕

眼窩上切痕의 部 眼窩內에 直刺한다. 윗쪽으로 放散하는 針感이 있다.
1.5寸 30番, 8分에서 1寸를 어간다. 三叉神經 第一枝를 刺激한다.

〔承泣〕

正視케한 瞳孔의 下眼窩內를 下眼窩裂까지 直刺한다. 이때는 힘을 주지
않고 眼窩壁을 따라 한가운데를 찌른다. 針感과 함께 針은 固定한다. 針
感은 上齒로 放散한다. 1.5寸, 30番을 0.8寸 程度면 된다. 여러번 고처
찌르면 出血할 염려가 있으므로 愼重하게 1回만 찌르도록 解剖를 머릿
속에 간직해 둔다. 뼈標本을 보면서 行하는 것이 나을지 모른다. 三叉神
經 第二枝 眼窩下神經을 刺激한다.

〔鼻通〕

鼻翼의 가장 윗쪽이며, 骨鼻孔의 位置로 壓痛이 느껴지는 곳, 下鼻道로
빠지는 程度로 骨膜을 따라 刺入한다. 코에의 針感이 있으며, 30番, 0.5

寸이 좋다. 手術中에 빠지지 않도록 硏究하는 것이 重要하다. 上顎神經의
가지(枝)를 刺激한다.

〔顴髎〕

頰骨弓의 아랫쪽, 咬筋의 前緣에서 卵圓孔으로 向하여 直刺한다. 上顎
神經 브로크 方法으로 하면 좋다. 上齒로 放散하는 針感이 있으며, 28番
2.5寸 또는 3寸의 針으로 2寸 以上 찌른다. 上顎神經을 刺激하고 있다.

〔下關〕

外耳道에서 1.5cm 前方으로 頰骨弓下, 顎關節部에서 行한다. 上顎神
經, 下顎神經 브로크 때와 같이 行한다. 手術의 目的에 依하여 양쪽을 두
자루의 針으로 또는 各各, 어느 것을 上顎, 下顎으로 放散하는 針感을 얻
을 때까지 찌른다. 28番, 2.5寸 또는 3寸으로 2寸 찌른다. 三叉神經 第
二·三枝를 刺激한다.

〔扶突〕

輪狀軟骨의 높이로 胸鎖乳突筋의 後緣으로 頸椎方向으로 30番, 1.5寸
針을 1寸찌른다. C₂에서 C₅ 後耳介神經, 大小後頭神經을 刺激한다.

〔翳風(下翳風)〕

乳樣突起 1cm 밑 C₂브로크 때와 같은 모양으로 針을 進行한다. 後頭
部耳介部에 걸쳐 放散하는 울림이 있다. 1.5寸 針 0.8~1.0寸 찌른다.
第一頸神經을 刺激한다. 下翳風은 翳風에서 다시 1cm 아래에 있으며, 한
가지로 찌른다. 第三頸神經을 刺激한다.

〔三陽絡〕

外關에서 2橫指 約3cm 위를 약간 中樞方向으로 針 끝을 向하여 2.5
寸 針을 使用하여 2寸 찌른다. 上腕에서 어깨에 걸쳐서 울림이 있다. 正
中神經을 刺激한다.

〔手三里〕

肘關節 內側으로 2橫指末梢部, 28~30番의 3寸 또는 5寸 針으로 直刺
2~2.5寸의 位置에서 拇指 또는 어깨에 울림이 있다. 橈骨神經을 刺激

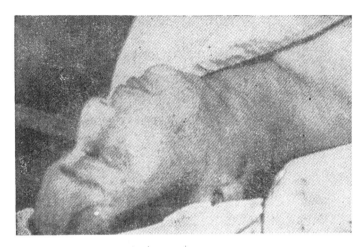

(사진 29) 顴髎의 取穴 (1)

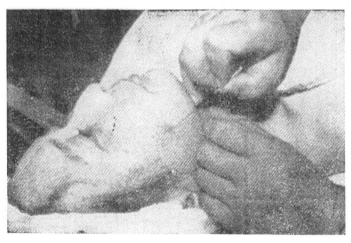

(사진 30) 顴髎의 取穴 (2)

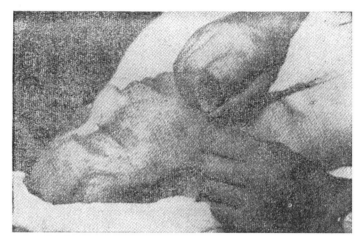

(사진 31)   顴髎의 取穴 (2)

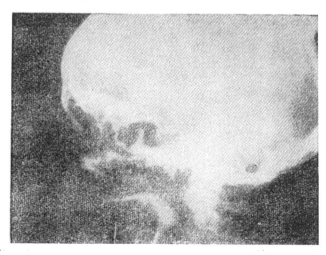

(사진 32)   針의 刺入方向 (1)
顴髎, 承泣에 찔린 針의 렌트겐 寫眞

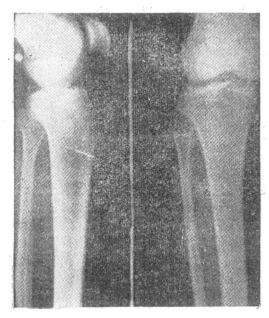

(사진 33) 針의 刺入方向 (2)
足三里에 찔린 針의 렌트겐 寫眞

한다.

〔小商〕

拇指의 손톱 뿌리 外側部 皮下까지 뼈의 內側을 沿하여 찌른다. 上行하는 울림이 있다. 橈骨神經枝를 刺激하고 있다. 使用하는 針은 0.5寸 針 30番을 찌른다.

〔足三里〕

膝蓋骨 下緣에서 四橫指로 約 6 cm 아랫쪽으로, 約 3 cm 外側에 있으며 2.0~2.5寸인 28~30番 針으로, 2寸을 皮膚에 垂直으로 찌른다. 外側발등, 또는 臀部에 울림이 있다. 深腓骨神經 또는 總腓神經을 刺激한다. 이

經穴은 다른 見解를 한다면, 同側의 膝蓋骨의 上緣에 벌린 손의 拇指의 內側을 두고, 脛骨에 平行하게 人指를 足尖을 向하여 폈을 때, 이 指端이 닿이는 곳, 或은 中指를 여기에 나란히 하여 中指 끝이 닿이는 곳으로 손가락으로 누르면, 壓痛을 느끼며, 强한 壓迫으로 아랫 쪽으로 울림이 있다.

〔內庭〕

第Ⅱ 第Ⅲ趾 사이에 있으며, 第2趾 사이에서 1橫指 約 1.5 cm 윗쪽에 있다. 1寸 30番인 針을 0.5寸 直刺한다. 趾先 또는 발톱까지 울리는 針感이 있고, 足背神經을 刺激한다.

〔三陰交〕

足關節, 內으로, 側脛骨內踝의 上緣四橫指, 約 6 cm 에서 脛骨의 後緣에서 直刺한다. 針은 28~30番인 2寸~2.5寸을 使用하여 2寸 찌른다. 울림은 大腿根部 또는 발바닥에 느낀다. 伏在神經을 刺激한다.

XI. 術 前 措 置

1) 患者, 麻醉科醫, 術者의 協議

針麻醉를 行하는 麻醉科醫와 術者인 外科醫와 함께, 針麻醉의 特徵, 特히 長點, 缺點을 充分히 熟知하고 있지 않으면 안된다. 術者는 患者에게 不安을 주는 따위의 言動, 行動을 해서는 안되며, 手術에도 熟練이 되어 있지 않으면 안된다. 輕快한 手術操作은 거의 痛症을 느끼지 않는 것이다. 또한 針麻醉 中에는 神經에 加해지는 直接的 刺激은 때로는 針의 麻醉効果의 閾値를 능가하는 수가 있으며, 患者는 痛症을 느끼므로 平温한 手術操作이 必要하게 된다. 때로는 키시로카인 等의 局所 麻醉劑를 가아제 따위로 잠시 塗布하여 두는 것도 必要하다.

患者가 아픔을 呼訴할 때는 大部分의 경우, 잡아당기는 듯한 느낌에 견딜 수 없을 때다. 不安感을 느낀 것을 痛症으로서 表現하고 있는 일이 있으므로, 잡아당기는 操作은 될 수 있는 대로 行하지 않는 것이 좋다. 不安感이 强한 患者나 고집스런 性格인 사람, 어리광이 많은 사람에게는 術者가 너무나 자주 아픈 狀態를 묻거나, 患者에게 맞추어서 무엇이라도 해주려고 하는 態度를 보이면 患者의 心理로서 차차로 要求를 들어 주는 것으로 여기고, 아프다고 하는 表現이나, 針의 刺激, 손의 位置, 手術臺의 位置等에 不滿을 터뜨리고, 이미 手術을 續行할 수 없게 되는 수가 있다. 術者는 手術을 開始하면 患者에게 手術 進行上 必要한것 以外의 痛症에 對하여서는 麻醉科醫의 判斷에 맡겨 두는 것이 좋다.

오랫동안의 사귐이 있는 患者인 경우, 大部分의 症例로 좋은 鎭痛効果를 얻어오고 있으므로 이 點도 看過할 수 없다.

一般的으로 經穴에 針을 찌를 때의 아픔은 極히 가벼운 것이거나, 전혀 痛症으로서 感覺되지 않는 程度이다. 그럼에도 不拘하고, 소리를 내어 아픔을 呼訴하거나. 몸을 움직여 아픔을 表現하는 患者는 울림을 正確하게 把握하기 어려우며, 어떠한 刺法을 써도 아프다고 하며, 정말로 울림이 있는 것인가, 손에 힘을 준 때문인가, 알지못하여 針麻醉에 失敗하는 수가 많다. 이러한 患者는 意識下에서의 手術은 困難한 것이다.

또한 대단치 않은 患者라도 電壓을 半눈금만 올려도 痛症을 呼訴한다. 그리하여, 언제까지나 이 以上의 電壓을 걸수 없을 때도 失敗하기 쉽다. (때로는 針이 Aδ 線維에 닿아 있어서 痛症을 느낄 때도 있으나 이럴 때는 고쳐 찔러서 아픔을 느끼지 않는 곳에서 한번 더 通電하여 보면 充分히 電壓을 올릴 수 있게 되는 일도 있다.)

2) 手術 當日의 禁食

中國에서도 그와 같이 飮食은 禁止한다. 반드시 모든 케이스로 針麻醉가 成功을 하기만 하는 것은 아니다. 미리 病棟에서 試驗的으로 針을 經穴에 찔러 보고, 可能한가 어떤가, 豫測을 세워도 95% 以上으로 하기는 困難하며, 5%의 나머지는 다른 麻醉方法으로 行하는 것이 必要하기 때문이다.

이야기나 映畫로 보는 手術中의 飮食은, 針麻醉의 成功例이며, 더구나 手術이 끝이 나가는 때거나 手術直後라는 것을 認識해야 할 일이다.

3) 前投藥

一般的으로 中國에서 行해지고 있는 方法과 우리들이 行하고 있는 것과 大差가 없다. 即 오늘날 麻醉科醫가 使用하고 있는·것으로 充分하다. 迷走神經反射를 누르는 패라돈나 系의 藥劑, 예커대 아트로핀, 스코포라민을 使用한다. 鎭定의 目的으로 바르비츠레트, 에컨대 루미나—르나 鹽酸 패치진 等이 많이 使用되고 있다. 우리들이 過去 1年 남짓한 동안 百餘例의 針麻醉의 經驗에서도, 鹽酸 패치진, 鹽酸 패치진과 바르비타르劑, 바르비타르劑, 디아제팜, 鹽酸 패치진과 디아제팜, 때로는 前投藥 없이로도 各種의 것을 使用하였으나, 針麻醉의 效果에는 아무런 關係도 찾아 볼수 없었다. 이 結果에서 우리들은 針麻醉가 無效할 때, 다른 麻醉方法으로 바꾸는데 便利하도록 前投藥을 使用해 두면 좋으리라 생각하고 있다.

針麻醉에 麻醉補助藥을 使用하지 않았던 例를 有效로 하여, 前投藥과의 關係를 參考로 記述하여 둔다.

前投藥이 없는 例		17/23例(74%)가 有效
鹽酸패치진	1~1.5mg/k³	13/21例(62%)가 有效
鹽酸패치진	1~1.15mg/kg	6/9 例(66%)가 有效
디아제팜	100mg	
鹽酸패치진	1~1.5mg/kg	39/45例(86%)가 有效
phenobal	100mg	
phenobal	100mg	4/6 例(66%)가 有效
디아제팜	10mg	17/26例(65%)가 有效

鹽酸패치진, Phenobal의 構成이 一見 좋은 듯이 보이나, 이것은 手術部位가 上顎洞炎 根治나, 鼻內手術, 鼻中隔彎曲症 따위 때문에. 針麻醉效果가 좋은 手術部位였다는 것이 커다란 因子가 되어 있어, 前投藥과는 關係가 없는 것으로 해도 된다.

表 4 Premedication 과 effect

Premedi.\Effect	Nothing	Opystane	Opystane Phenebal	Phenebal	Diazepam	Opystane Diazepam	Dr.Operidol	計
⫻	12	7	25	2	16	5	0	67
⼗⼗	5	6	14	2	1	1	0	29
+	3	8	3	1	4	2	1	22
—	3	0	3	1	5	1	0	13
計	23	21	45	6	26	9	1	131

XII. 術中補助藥

中國에서는 一萬分의 一程度의 濃度인 鹽酸패치진의 滴點靜注를 곧 잘 行하고 있다. 이것은 500 ml 의 5% 葡萄糖液에 鹽酸패치진 50 mg 을 섞은 것일 때가 많다.

鹽酸모르핀의 筋注 또는 穴注를 行하는 일도 있다. 成人으로 5 mg 程度 를 使用하고 있다. 그밖에 fentanyl 이나 pentazocine (Sosegone®) 等도 使 用한다는 것이 었다.

局所 麻醉도 자주 使用되고 있었다. 0.25~0.5%의 프로카인, 0.5%의 키시로카인 等이었다. 針麻醉에서는 鎭痛이 되기 어려운 場所가 있다는 것이며, 患者가 疼痛을 呼訴하기 前에 使用하는 데도 있으며, 患者가 疼 痛을 呼訴하면, 勿論 使用한다. 針의 刺激頻度나 電壓으로서는 이것은 解 決이 되지 않는것 같았다.

少量의 補助藥으로 針麻醉가 된다면, 針麻醉는 成功이다 라고 하는 中 國에서의 생각을 認識하지 않으면 안된다.

우리들의 例로는 다음과 같은 藥劑를 써서 針의 效果가 增强된 例가 있다.

(1) 디아제팜(Horizon®) 5-10mg 의 靜脈注射 乃至 點滴靜注
(2) 드로페리돌 5~10mg 의 靜脈注射 乃至 點滴靜注
(3) 鹽酸패치진 (Opystan®) 935~70mg 의 靜脈注射 乃至 點滴靜注
(4) 패타조신(Sosegon®) 30~90mᵍ 의 靜脈注射 乃至 點滴靜注
(5) 사이아미랄(Isozal®) 50~150mg 의 靜脈注射 乃至 點滴靜注
(6) 디아제팜(Horizon®) 10mg 과 Pentazociin (Sosegon®) 60~90mg과의 點滴 靜注
(7) 드로페리돌 10mg 과 Pentazociin(Sozegon®) 60~90 mg 과의 點滴靜注
(8) 1~10 ml 의 1% 프로카인의 局所 注射.

(9) 1%키시로카인 가아제의 塗布

等을 行하여 좋았을 때가 있었다. 本文中 針麻醉의 效果는 一坦은 效果가 있는 것으로 보고 +라는 記號로 나타내었다. 아주 無痛의 例를 ⧻, 침을 수는 있으나 아픔은 느낀다는 것을 ⧺로 表示하고 있다.

勿論, 이와 같은 補助藥을 使用한 것은 +가 되는 것이다. 단, 手術의 初期에만 極少量의 프로카인의 使用例에서는 ⧺~⧻로 한 것도 있다. 이 것은 프로카인의 量도 持續時間으로 생각하여, 局麻의 效果를 negrect 할 수 있다고 判定했기 때문이다.

XⅢ. 注意點, 合併症

1) Epilepsy 의 誘發

中國에서의 針麻醉의 報告에도 나와 있는 것처럼 頭部의 手術로 epilepsy 의 anamnese 가 있는 患者로, 麻醉中에 誘發된 것이 記錄되어 있다. Barbiturate 의 靜注로 가라 앉았다고 한다. 發作後, 그대로 手術을 續行했다는 例도 있다.

外傷性의 epilepsy 의 focus 를 除去하는 手術을 할 때, 顴髎穴에 針을 찌르고, 電氣刺激을 하면 腦波上 epilepsy 의 誘發을 보고 있다.

2) 血壓低下, 血壓上昇, 發汗

高血壓症을 가진 患者로 合谷에 針을 찔러 刺激을 시작한 瞬間 190/140 에서 140/90 으로 血壓이 低下한 일이 있다. 또 手術中에 血壓의 上昇例도 가끔 볼 수 있다. 많은 症例에서 發汗의 增加를 볼 수 있었다.

取穴部의 出血은 拔針할 때, 少量의 出血은 가끔 볼 수 있으나, 指壓으로 곧 止血이 된다. 때로는 承泣에서는 Orbita 內에 出血한 적이 두어번 있었으나, 7～10 日 동안에 改善되었다. 出血傾向이 있는 사람이나 老人, 動脈硬化가 强한 경우는 때로 出血하는 수가 있다.

3) 針麻醉効果가 나기 어려운 사람 針麻醉로써 手術에 適當하지 않은 사람

아직껏 充分히 解明되어 있지 않는 點이며, 우리들의 생각도 今後 實踐을 거듭하여 가는 가운데, 달라지는 것이지만, 現在의 時點에서의 適應을 記述한다.

(1) 眞性癲癇患者

Epilepsy 의 誘發도 重要한 點이지만, 이 밖에 이 病의 患者는 보통 恐

怖心이 强하며, 끊임없이 發作에 對한 不安을 지니고 있어서. 周圍의 사람마다 近親者로부터 病매문에 없인여김을 當하거나, 거듭되는 發作매문에 知能의 發育이 나빠 IQ도 낮는 수가 많다. 이러한 患者에게 針을 쩌르거나, 痛症以外의 感覺이 殘存한 채로 手術을 行한다는 것은 不可能에 가깝다.

(2) 針을 쩌를 때 소리를 지르거나, 손을 뿌리칠 程度로 야단스럽게 아픔을 呼訴하는 사람

(3) 緊張狀態에 있는 사람

(4) 依賴心이 强한 사람

(5) 음살을 부리는 사람. 要求가 많은 사람

(6) 肥滿症인 사람

針感을 얻기 어렵다, 어리굉을 부리는 사람이 많다. anesthesia의 狀態를 希望하는 일이 많다.

(7) 精神病者

(8) 或種의 神經疾患이 있는 사람

神經이 切斷되어 있는 곳의 經穴을 刺激하거나 針을 쩌른 곳의 支配神經을 局麻劑로 브로크하면, 針麻醉는 걸리지 않는다는 것을 알고 있다. 이와 같은 部位에 取穴을 해야 하는 手術部位,

(9) 針感을 얻을 수 없는 사람.

(10) 手術部位가 手足인 경우.

이것은 아직 充分히 取穴이 解明되어 있지 않다.

各　論

1. 顏面形成術

〔前投藥〕

刺針 30分 前에 硫酸아드로핀 0.5 mg, 鹽酸패치진 35~70 mg 를 筋注한다.

〔取穴〕

手術이 三叉神經 支配領域이면, 제각기의 神經브로크를 行하는 따위의 取穴은 하지 않는다. 針의 方向도 神經으로 向한다. 刺入할 때의 느낌은 브로크針과 針麻醉用의 豪針은 느낌이 다르므로, 브로크針에 익숙한 사람에게는, 익숙해질 때까지는 찌르기 힘드는 느낌이 난다. 針麻醉用의 針은 쉽게 屈曲하며, 目的部에 刺入할 수 있게 될 때 까지에는 相當한 經驗이 要한다.

下關에서 上顎神經, 下顎神經으로 刺入하나, 刺入點은 이들의 사이에 2~3 mm 의 間隙을 벌인다. 各各의 神經의 方向으로 充分한 울림을 얻으면, 電氣的 刺激으로 바꾼다.

前額部에 手術部位가 있으면, 眼窩上神經, 即 陽白, 魚腰, 攢竹等에 取穴한다.

手術部位가 右側이라든가 左側이라고 明確하면, 手術側의 取穴로 充分하지만 正中線에 가까운 곳이면, 兩側의 取穴이 必要하다. 反對側에서의 神經支配가 있기 때문이다.

〔刺激〕

3Hz, 電壓은 BT701 等으로 다이알 눈금 0 에서 차차로 올려가서, 다이알 눈금의 3~4 까지 올라 간다. 이 사이가 20~30分 걸리도록 한다. 急激한 電壓의 上昇은 患者에게 疼痛을 느끼게 한다. 即, 痛覺의 受容器나

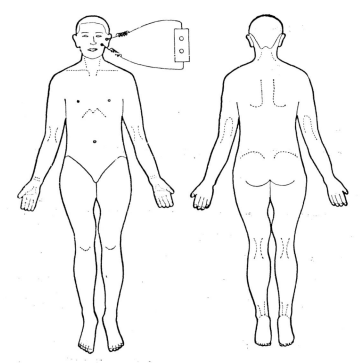

(그림 9) 顔面形成術(三叉神經支配域)
下關에서 上顎神經— 下顎神經 또는 顴髎— 下關(下顎神經)

神經을 刺激하는 것을 막는다. 또한 電流에 익숙해질 때까지는 電壓의
上昇은 困難하다. 다시, 刺針을 하는 方法에 따라서는 처음부터 疼痛을
針部에 느끼는 수가 있으며, 0.5程度의 다이알 눈금에서 조차 疼痛을 느
끼고 도저히 電壓의 上昇이 行해지지 않아 手術은 고사하고 麻醉조차 持
續할 수 없다. 이럴 때는 곧 針을 뽑아 再次 고처 刺入할 것으로 아픔은
사라지고, 電壓도 比較的으로 손쉽게 올릴 수가 있게 된다.

〔補助藥〕

그리하여도 電壓의 上昇에 困難을 느낄때나, 患者의 不安이 强할때는

드로페리돌을 5~10 mg 또는 이소졸 50~75 mg, 디아제팜(호리존)5~10mg
를 靜注하거나, 點滴中에 넣어 靜注한다.

神經에 加해지는 刺激이나. 强한 痛症을 呼訴할 때는 1~0.5%카르보카
인, 0.5%의 브로카인, 1%의 키시로카인 等을 使用한다.

그렇게 强하지는 않으나, 疼痛을 呼訴할 때는, 點滴(大部分의 경우 **라
크테트린쟈液 等**) 속에다 60~90 mg 의 팬타죠신(소세공 따위), 或은 **35
~70 mg** 의 鹽酸페치진(오피스탄) 等을 使用한다. 點滴은 時間의 經過와
함께 點滴速度를 늦추어 가며, 때로는 다른 輸液으로 바꾸는 수도 있다.
即, 鎭痛劑를 必要로 하지 않게 된다.

止血의 目的으로 아드레나린 生理的 食鹽水를 皮下注射하는 것은 별지
장이없다. 이때, 患者가 아픔을 呼訴하는 것은 針麻醉効果가 充分하지 않
는 證據이다.

〔注意點〕

手術操作은 잘드는 메스를 使用하고, 銳的인 切斷, 剝離를 行할것, **鈍
的 剝離나 잡아당기는 操作에 對하여, 患者는 痛症의 表現을 할 때가 있
으며, 不必要한 局所 麻醉劑나 鎭痛劑를 使用해야 하는 立場에 서게 되기
쉽다.**

2. 頭部手術

脳腫瘍이나, 脳動脈瘤의 手術에 針痲醉의 應用은 經驗이 없으나, 陷没 骨折에 對한 頭蓋形成術이나, 硬膜下 血腫除去術에 對하여 行한 針痲醉에 서 마이크로사아제리 따위가 아닌限, 可能하다고 생각된다.

〔前投藥〕

硫酸아드로핀 0.5 mg 筋注

〔取穴〕

① 兩側顴髎, 合谷 內關

② 兩側顴髎—承泣, 合谷 內關

中國에서는 1) 兩側顴髎 2) 兩側顴髎, 足臨泣, 陷谷, 太冲, 3) 攢竹, 率谷, 耳門透听會, 百會, 耳針法에서는 神門透腎, 脳幹透皮質下, 交感, 肺를 使用하고 있다. 이 밖에 合谷— 內關과 耳針(神門透腎, 額透枕)이 있다.

誘導時間 30分〜70分

〔補助藥〕

0.5%프로카인, 디아제팜(호리죤 等), 팬타죠신(소세곤 等)을 使用한다 硬膜을 操作할 때는, 特히 脳底部에는 疼痛과 함께 惡心, 嘔吐를 일어 키는 일이 있으므로, 手術操作에 十分 注意해야 하며, 輕快하게 다루어야 한다. 때로는 局所 痲醉劑를 少量使用하는 것도 좋다.

神經의 切斷을 必要로 할 때는, 미리 1%키시로카인을 神經表面에 塗抹 하는 것이 좋다. 이때, 脳組織에 키시로카인이 들어가지 않도록 注意해야 한다.

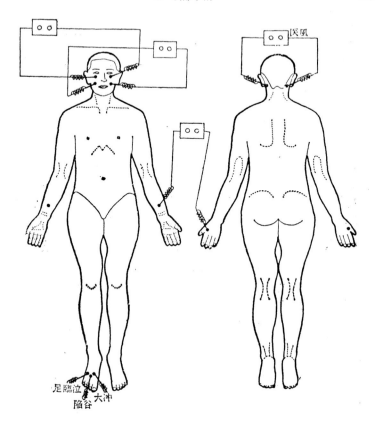

足臨泣
陷谷   大沖

(그림 10) 頭部手術
兩側承泣, 兩側顴髎

〔注意點〕

癲癇發作을 일어키는 수가 있으며, 만약 發生하였으면, 手術을 中止하고 2.5% 사이아미랄 等을 約 2 ml 靜注하면, 發作은 멈춘다. 癲癇發作이 旣往에 있었던 患者의 경우는 豫防的으로 바루비타르劑를 使用한다, 補助藥으로서, 中國에서는 鹽酸페치진을 執刀 15~30分 前에 50 mg, 筋肉注射를 놓고 있으나, 이 때의 鹽酸페치진의 使用은 體重 1 kg 當 1 mg를 넘지

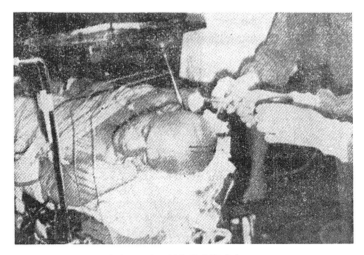

(사진 34) 頭蓋形成術 (1)

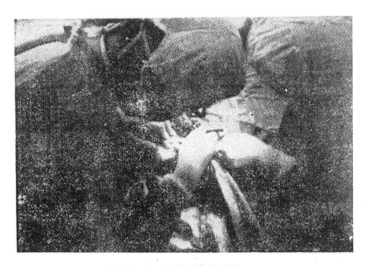

(사진 35) 頭蓋形成術 (2)

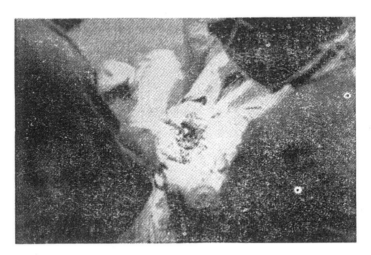

(사진 36)   頭蓋形成術 (3)

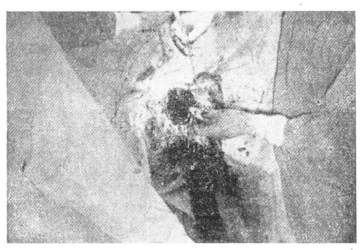

(사진 37)   頭蓋形成術 (4)

않도록 한다. 이것을 넘으면, 呼吸抑制를 일어키기 쉽다.

　그 밖에 血壓上昇, 四肢硬直, 呼吸停止, 意識消失 따위가 일어난다. 이런 경우에는 바루비타르劑의 使用과 人工呼吸이 著効하며, 언제라도 使用할 수 있는 準備가 必要하다.

3. 眼部手術

1) 白內障水晶體摘出術

〔取穴〕

合谷—外關透內關，그 밖에 兩側의 合谷，攢竹透魚上，四白，或은 合谷 竁老.

2) 恐膜短縮術

〔取穴〕

兩側 合谷과 耳針(眼透目，肺)(左右)

3) 虹彩切除術

〔取穴〕

合谷，攢竹透魚上，下關，四白.

4) 睫毛內翻症手術

〔取穴〕

合谷，內關，光明，太冲. 耳針(眼，目¹，目²，肝，腎).

5) 霰粒腫手術

〔取穴〕

合谷，支溝，耳針(神門，肺)

6) 針視矯正術

〔取穴〕

合谷，支溝，陽白透魚腰，四白透承泣.

〔注意點〕

針麻醉의 鎭痛이 不完全한 위에，角膜，結膜反射가 殘存하기 때문에，

手術操作은 相當히 高度의 技術이 要求된다.

上直筋을 固定할려고 할 때는, 結膜을 우선 切開하고, 有鉤鑷子로 固定後 다시 실로 固定한다. 이리하여, 結膜의 刺激을 적게 한다.

그 밖에 疼痛에 依하여 眼壓의 上昇이 일어난다.

4. 上顎洞炎根本術, 術後頰部濃腫根本術

〔前投藥〕

鹽酸패치진 35~70 mg, 바르비트레트 50~100 mg 아드로핀 0.5 mg 等

〔取穴〕

① 顴髎—鼻通

　　合谷—內關(補助穴) 攢竹(陽白)

② 承泣—顴髎(兩鼻)通, 足三里(補助穴)

顴髎대신에 下關에서 上顎神經을 겨냥하여도 된다. 要는 上顎神經을 媒介로 하여, 即 三叉神經을 媒介로 하여, 中樞의 抑制를 겨냥하고 있는 것이다. 단지 中樞性의 針麻醉의 效果는 약간 末梢性인 것에 比하여 미치지 못하므로, 末梢에 針 끝이 있을 경우에는, 支配領域에서의 다른 神經에의 取穴을 行하는 편이 效果는 더 있다,

어떤 것은 上顎洞 가운데서도 鼻側이나 外側 等의 痛症을 呼訴하는 수가 있으며 이러할 때는 充分히 刺入되어 있지 않거나, 빠지려 하고 있다.

合谷, 內關, 足三里 따위는 鎭靜效果를 겨냥하고 있음이 判明되었다. 또한 顴髎가 充分히 刺針되어 있지 않을 때의 補助穴이라고도 할 수 있다

中國에서의 取穴은, 巨髎透四白, 合谷, 支溝와 耳針(副腎透內鼻, 上顎透額〔兩側〕), 或은 合谷, 內關과 耳針(外鼻透內鼻, 神門透交感, 腎〔兩側〕).

〔補助藥〕

4%키시로카인 까아제를 使用하면, 鎭靜效果는 完全하게 되나, 이것은 手術開始의 早期만으로 充分하며, 誘導時間(針麻醉를 開始하여 手術 開始

까지의 時間을 充分히 잡아 놓으면 必要하지 않다.

不安, 흥분 狀態가 보일 때는 드로배리돌을 5∼10 mg 靜注나 디아제팜
(호리존 따위)5 ∼10 mg 을 靜注하며, 아픔을 呼訴하는 경우에는 30∼60mg
의 팬타죠신(소세곤 따위)을 200 ㎖ 의 補液中에 넣어 點滴靜注한다.

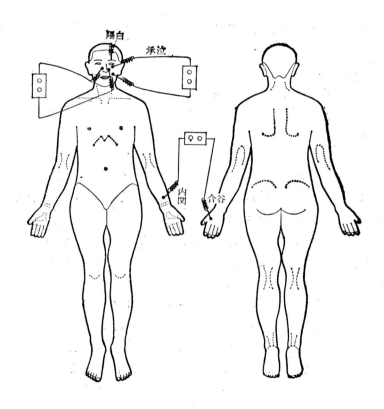

(그림 11)   上顎洞手術(患側)
陽白(置針) 承泣─顴髎, 兩側鼻通(合谷・內關) (足三里)

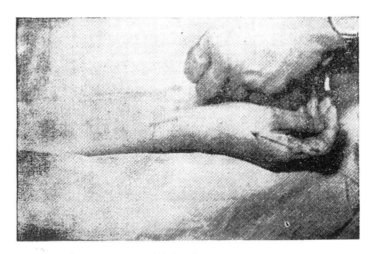

(사진 38)
合谷電氣刺激의 端子를 붙인다

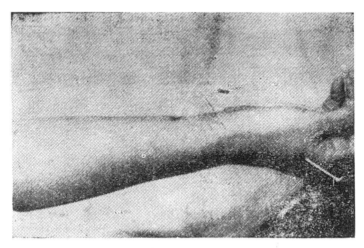

(사진 39)
內關, 合谷 電氣刺激의 端子를 붙인다

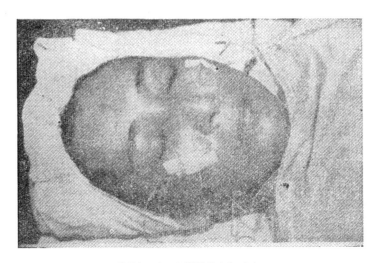

(사진 40)   上顎洞根本術 (1)
取穴은 右顴髎—左鼻通, 右承泣—右鼻通, 3 H₂ 로 電氣刺激

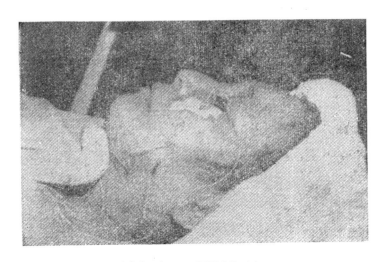

(사진 41)   上顎洞根本術 (2)

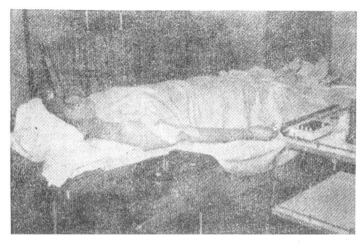

(사진 42)　上顎洞根本術 (3)
取穴은 右手合谷—內關, 3H$_z$로 電氣刺激

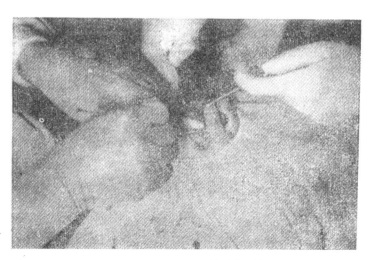

(사진 43)　上顎洞根本術 (4)

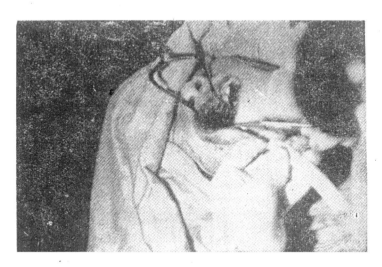

(사진 44)　上顎洞根本術 (5)

5. 鼻中隔彎曲症手術 (鼻中隔粘膜下切除術)

〔前投藥〕

必要로 하지 않을 때가 많다. 아드로핀 0.5 mg 만으로 足하다.

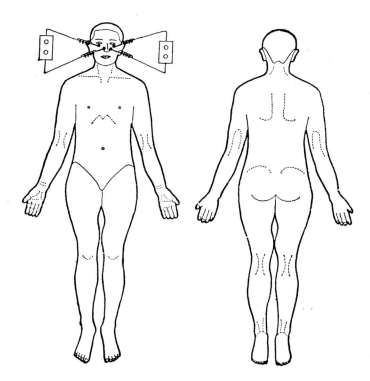

(그림 12) 鼻中隔手術
兩側承泣—兩側鼻通

〔**取穴**〕

① 承泣—鼻通의 兩側을 使用, 中國에서는 ② 合谷은 兩側과 左側의 耳針(外鼻, 額) 或은 ③ 兩側의 合谷만으로 또는 다른 사람은 ④ 兩側合谷과 迎香 ⑤ 兩側合谷과 後谿이며, 耳針의 경우도 ⑥ 外鼻透內鼻를 兩側 或은 ⑦ 外鼻透 內鼻, 屛尖, 肺, 交感 따위의 여러가지 取穴 方法을 取하고 있다. 著者는 承泣—鼻通兩側으로 完全히 無痛을 얻어, 이 手術로 아픔을 呼訴한 例는 한 번도 없다.

手術時間도 짧고, 出血도 少量인 手術이니 點滴의 必要는 없다. 初期의 針麻醉에 익숙하지 않던 무렵에도 行한 일이 있다

6. 扁桃摘出術

〔前投藥〕

　硫酸아드로핀 0.5 mg, 페노발 Ⓡ 100 mg 或은, 鹽酸패치진 50〜70 mg
筋注.

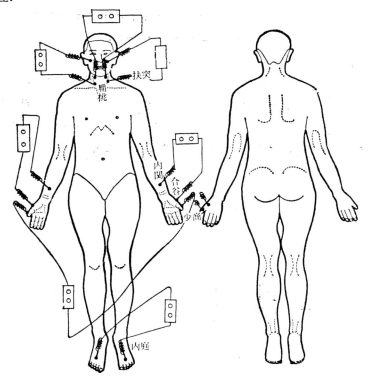

(그림 13) 扁桃摘出術

〔取穴〕

① 合谷—內關 (兩側)

② 少商—合谷, 內庭 (兩側)

③ 顴髎—扶室 (合谷—內關)

④ 扁桃體穴

⑤ 合谷 (兩側)

⑥ 支溝 (兩側)

咽喉反射는 針麻醉에 依하여서도 없어지지 않는다. 그러나, 手術이 不可能할 程度는 아니다. 剝離할 때, 아드레나인 生理 食鹽水를 局所 注射를 하는 편이 하기 쉽다. 口蓋弓部의 切開에는 거의 疼痛을 呼訴하는 患者가 없으나, 基底部의 슈링게를 걸 때는 疼痛을 認定한다.

〔補助藥〕

드로페리돌, 디아제팜, (호리존 Ⓡ 따위) 等의 鎭靜劑나 鹽酸페치진 35〜50 mg 나 펜다죠신 (소세곤 Ⓡ 따위)의 使用으로 不充分한 鎭靜을 카바할 수 있다. 最近 ③의 取穴이 가장 效果的이라는 것을 알게 되었다.

針麻醉後의 鎭靜은 좋으며, 곧 飮食을 取하여도 咽喉痛은 없다.

7. 中耳炎의 手術

1) 鼓膜穿刺術

〔取穴〕

合谷 (兩側)

2) 乳樣突起根治術

〔取穴〕

合谷, 內關, 內庭 (兩側)

前投藥, 刺激, 補助藥, 注意點은 上顎洞炎根本術과 같다

8. 頰部顔面의 手術

1) 耳下腺部의 手術

〔取穴〕

豐隆, 陽輔, 跗陽, 太冲, 陷谷, 俠溪

2) 下顎部의 手術

〔取穴〕

豐隆, 陽輔, 跗陽, 太冲, 公孫.

3) 下顎骨의 手術

〔取穴〕

豐隆, 陽輔, 跗陽, 太冲, 公孫, 合谷, 內關

4) 顎關節의 手術

〔取穴〕

豐隆, 陽輔, 跗陽, 太冲, 公孫, (患側), 合谷 (兩側).

前投藥, 刺激, 補助藥, 注意點은 上顎洞炎根本術과 같다.

9. 甲狀腺腫摘出術

〔前投藥〕

硫酸아드로핀 0.5 mg, 鹽酸페치진 35~50 mg 를 30分 前에 筋注.

〔取穴〕

① 扶突 (兩側)

② 合谷—內關, (兩側)

③ 合谷 (兩側), 頰車, 風池

④ 耳針 (神門, 肺〔或은 皮質下〕, 咽喉, 頸) (兩側 或은 한 쪽)

〔補助藥〕

거의 必要없다. 局所 麻醉劑를 少量使用하는 수도 있다.

〔注意點〕

手術操作, 甲狀腺 機能抗進이 있을 경우에는, 基礎 代謝는 +30% 以下까지 내려 둘 것.

患者의 氣道를 壓迫하기나 閉塞을 일으키지 않도록 充分히 注意할 것.

術前부터 氣管內挿管, 人工呼吸을 할 수 있도록 準備가 必要하다.

術中高血壓이나 頻脈이 되는 수도 있으므로 이에 對한 對策도 생각하여 둘것.

10. 頸部의 手術

1) 氣管切開術

〔取穴〕

① 合谷—內關, 孔最 (兩側)

② 扶突 (兩側)

2) 甲狀腺癌, 頸部淋巴節結核 等의 手術

〔取穴〕

① 合谷—內關 (兩側)

② 合谷—內關 (內關 또는 한쪽)과 耳針〔神門, 交感, 肺, 頸透鎖骨 (兩側 또는 患側)〕

11. 耳介形成術

〔前投藥〕

하지 않아도 좋으나, 硫酸아드로핀, 鹽酸페치진 等이라도 된다.

〔取穴〕

耳門 또는 听會와 翳風, 또는 下翳風.

〔補助藥〕

必要없다.

12. 腋臭根治術

〔前投藥〕

鹽酸페치진, 硫酸아드로핀, 30分 前에 筋注

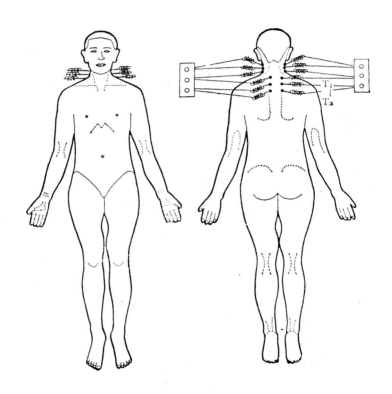

(그림 14) 腋臭·根治術
C6, 7, 8, T1, 2, 3 (兩側)

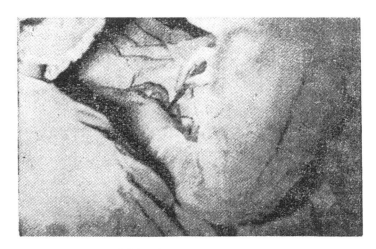

(사진 45) 腋臭根治術 (1)

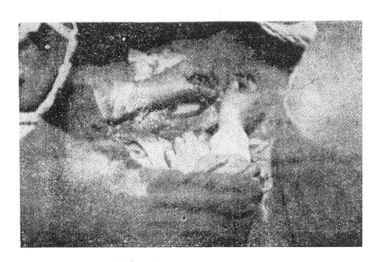

(사진 46) 腋臭根治術 (2)

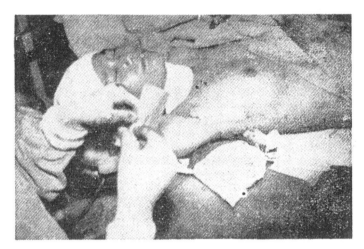

(사진 47)　腋臭根治術 (3)

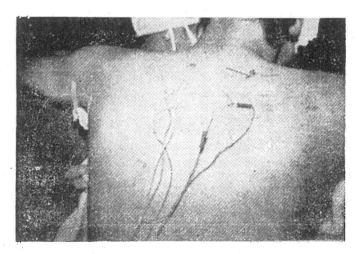

(사진 48)　腋臭根治術 (4)

〔取穴〕

兩側 榜脊椎神經, 頸神經에 刺針, C_6 C_7 C_8 T_1 T_2 T_3 兩側,

頸神經은 側頸部에서 T_1 T_2 T_3, 胸部는 背部에서 取穴을 한다.

背部에서의 刺針은 皮膚와 45度程度로 비스듬이 行하며, 充分히 針感이 있는 곳에서 皮膚의 部分에서 針을 굽히고, 絆創膏로 固定하여, 針이 빠지는 일이나, 코드의 接觸不良을 일어키지 않도록 조심한다.

〔補助藥〕

0.5% 프로카인이 必要할 때, 젊은 女性에게 많은 手術을 위하여, 鎭靜의 必要가 있다. 이럴 때는 드로페리돌 5~10 mg 의 靜注나 點滴, 아니면 사이아미랄 50~100 mg 을 쓰는 수도 있다. 疼痛을 呼訴할 때는 펜타죠신 (소세곤 따위)을 60~90 mg 을 200~300 ml 의 輸液에 섞어서 100 ml 쯤 點滴하면 멀어진다.

術野에 아드레나인 生理食鹽水를 局所 注射하는 것으로써 出血을 減少시킬수 있다. 이때의 注射에 疼痛을 느낀다면. 局麻劑가 必要하게 된다,

13. 肺葉切除術

偏側開胸에 限한다, 兩側開胸인 경우나, 手術中에 發生한 兩側開胸인 경우는 氣管內揷管에 依한 呼吸管理를 한다.

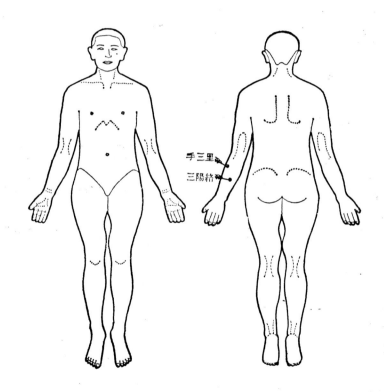

(그림 15) 肺葉切除術
三陽絡또는手三里 (捻針)

〔前投藥〕

鹽酸페치진 35～50 mg, 아드로핀 0.5 mg

〔取穴〕

① 三陽絡 또는   ② 手三里 (患側)

③ 合谷—內關

④ 三陽絡透激門

⑤ 下翳風

⑥ 外關透內關

⑦ 耳針 (神門, 交感, 肺, 平喘, 腎, 胸)

〔刺激〕

손에 依한 刺激은 每分 160～180 回로써 針은 約 1 cm 넣었다 빼었다 하며, 비틀기는 90～360 回, ④의 경우의 깊이는 3寸이다.

安靜을 얻을 目的으로 安眠 2 號(小後頭神經에 닿는다고 생각되는 部分에 모르핀 5 mg 를 穴注하는 수가 있다.

中國에서는 손으로하는 捻針에 依한 麻醉針의 刺激이, 弱하다고 判斷되었을 때는 같은 經穴에 針을 다시 고쳐 찌른다.

〔術中補助藥〕, 鹽酸페치진 50 mg 을 500 ml 의 5% 葡萄糖液에 녹인 것을 執刀 15分前부터 點滴開始한다.

때로는 鹽酸프로카인을 局所에 使用하기도 한다. 그러나 充分한 麻醉效果가 얻어졌을 때는 아무런 使用의 必要가 없다.

〔注意點〕

肺門部의 處理를 하고 있을 때는 氣管支의 部에 局麻를 行하며, 捻針을 中止하고 있다, 術野의 靜止를 얻기 위해서이다. 이 동안 患者는 疼痛을 呼訴하는 일도 없다.

呼吸은 術前부터 腹式呼吸의 訓練을 行하여 充分히 可能할 때에만 針麻醉下에서의 手術을 行하고, 術中에는 麻醉科醫의 指示에 따라 呼吸을 行하도록 되어있다.

閉胸할 즈음에 肺를 膨脹시키는 方法은 行하고 있지 않다. 단지, 患者의 狀態에 依하여서는 酸素를 빽과 마스크로써 加壓하여 주는 수도 있는 것 같다. 그리기 위한 準備는 언제나 되어 있다.

14. 胸椎카리에스 根治術

〔前投藥〕

아드로핀 0.5 mg, 鹽酸폐치진 35～50 mg, 刺針 30 分前에 筋注한다.

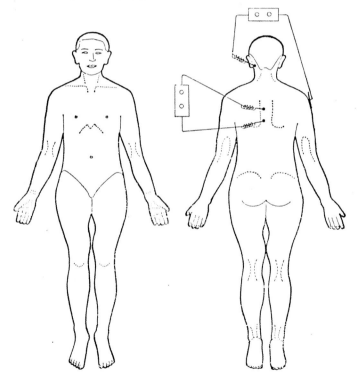

(그림 16)　胸椎카리에스手術
{翳風
{肋間神經(病巢를 揷한다)

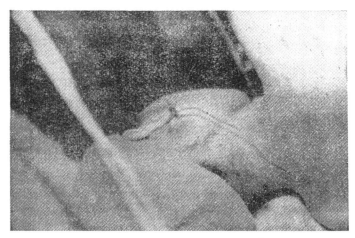

(사진 49)　胸椎카리에스의　取穴 (1)
右(患側, 切開側)의 翳風

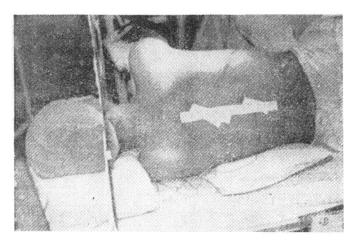

(사진 50)　胸椎카리에스의　取穴 (2)
肋間神經 2 本 (病巢部의 上, 下)

〔取穴〕

① 傍脊椎神經, 또는 肋間神經(病巢를 끼고 上·下)과 翳風 (對極은 프
레트板으로 어깨아래)에 刺針

② 合谷―外關 (兩側)과 傍脊椎神經 (앞과 같음)

③ 合谷―內關

耳針(神門透交感, 胸椎, 肺, 腎)

④ 大椎旁(大椎穴 0.5 cm 外側)―後谿(兩側) 耳針(神門透腎, 脾透肺(兩
側)

〔補助藥〕

鹽酸페치진 50 mg 을 500 ml 의 5% 葡萄糖液에 녹인 것을 點滴한다. 椎
體가까운 胸膜의 部는 鎭痛이 不充分하기 때문에 0.5% 프로카인을 局所
注射한다.

閉胸할 때 드레―를 놓는 部位는 1～2 肋間 아래의 部이므로, 針麻醉의
效果가 없으며, 局所 麻醉劑의 使用을 行한다.

〔注意點〕

呼吸管理는 術前부터 複式呼吸을 訓練시켜 둔다. 그 밖에 肺切할 때와
같이 行한다.

酸素에 依한 人工呼吸의 準備는 必要하다.

15. 胃部分切除術 (胃十二指腸潰瘍)

針麻醉로 胃切除術을 하는데는 다음의 세가지 問題가 있다. 鎭痛不完全 內臟反射가 있다. 筋弛緩이 不充分하다.

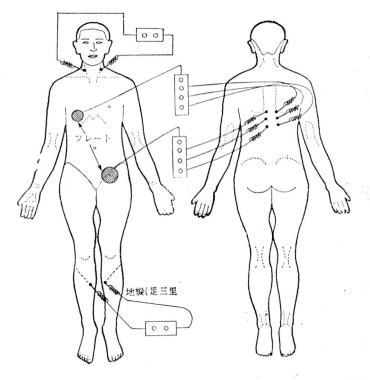

(그림 17) 胃部分切除術 (胃十二指腸潰瘍)
地機 (兩側)
扶突 (兩側) 또는 (兩) 8, 9, 10肋間
神經과 右胸壁과

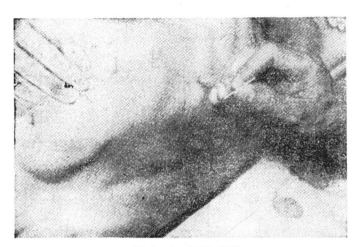

(사진 51) 胃部切除術
取穴은 皮膚와 45度, 後肋骨部에 針을 肋間神經에 찌른다

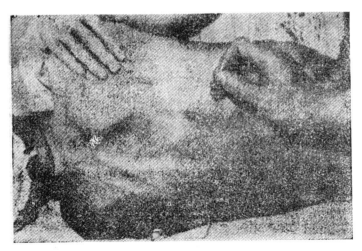

(사진 52) 胃部分切除術 (2)
肋間神經의 走行을 따라 針을 찌른다

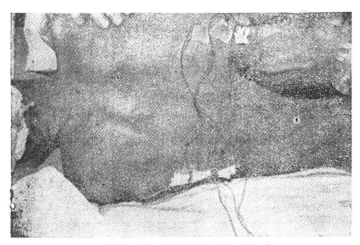

(사진 53)　A 胃部分切除術 (3)
通電을 위하여 코드를 連結하여 絆創膏로 固定한다

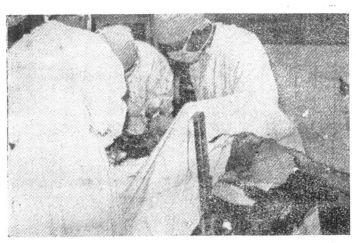

(사진 54)　A 胃部分切除術 (4)
術中, 腹壁에 나와 있는 것이 胃이다

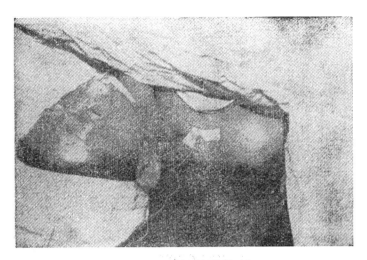

(사진　55)　B 胃部分切除術 (1)
兩側下扶突에　取穴

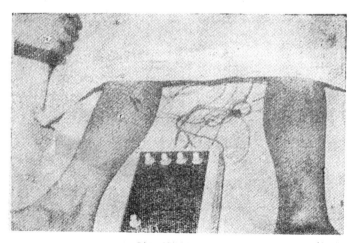

(사진　56)　B 胃部分切除術 (2)
兩側地機透足三里에　取穴

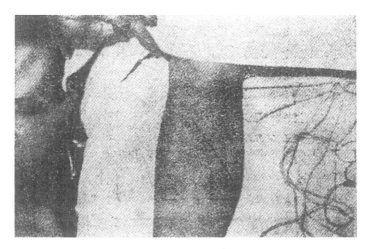

(사진 57)　B 胃部分切除術(3)
地機透足三里의 取穴方向

그것들 때문에 術中惡心, 嘔吐와 內臟이 부풀어, 索引痛이 있으며, 그 위에 腹壁의 緊張이 高調되어 점점 手術野를 確保하는 것이 困難해진다.

이들의 缺點도 언젠가는 決定될 것이다 라고 하는 것은 瀋陽이나 上海에서는 相當히 여윈 患者였으나, 뭔가 針麻醉下에서 胃切除術을 하였다. 筋弛緩도 不充分했으나 筋緊張은 없었다.

出血性, 細菌性쇼크인 경우, 抗쇼크療法을 行하면서 針麻醉로 手術을 하는 것은 相當히 安全한 方法이라는 것을 알아 두는 것이 좋으리라 생각한다.

禁食은 當然하다.

〔前投藥〕

前投藥 硫酸아드로핀 0.5 mg 와 루미나아르 100 mg 를 筋注, 或은 루미나아르 대신에 鹽酸페치진 50 mg 을 刺針 30分前에 行한다.

〔取穴〕

① 地機(兩側)와 耳針(交感, 腹透神門, 肺, 胃透大小腸) (左側)

② 扶突(下扶突) (兩側) 右前胸壁프레트와 右 第 8, 9, 10肋間 神經

③ 足三里, 醫風(兩側 또는 左側)

④ 足三里, 醫風, 兩側), 切開部兩側 6～6 cm 의 距離를 두고

⑤ 耳針(胃, 神門, 交感, 肺)

〔補助藥〕

執刀 15～20分前에 鹽酸페치진 50 mg 을 筋注한다. 腹膜, 左胃動脈 等을 操作할 때는 0.5% 프로카인 을局注한다.

術後經過는 當日 中에 自尿를 본다. 이튿 째는 腹鳴이 일어나고, 流動食을 줄 수 있다. 사흘 째부터 寢台에서 일어나는 것이 可能해진다.

〔注意點〕

皮膚切開는 단숨에 行한다. 腹膜의 切開, 縫合할 때의 스피드가 要求된다. 단, 惡心, 嘔吐가 일어나면 足三里, 內關에 針을 찌른다. (耳針에서는 隔, 胃)

患者는 될 수 있는 대로 深呼吸을 하도록 시켜둔다.

16. 開心術

1) 交連切開術

〔前投藥〕

鹽酸페치진 50 mg 筋注

〔取穴〕

① 合谷—內關, 支溝(兩側或은 左側)

② 耳針(神門, 肺, 胸, 心〔左〕)

開胸은 大部分 第4, 第5 肋間, 左前外側에서 行한다.

〔補助藥〕

執刀 10分前부터 鹽酸페치진 50 mg 을 點滴開始한다. 1%프로카인으로 第3, 第4 肋間 神經을 브로크한다. 6〜12 mℓ 程度의 프로카인으로 足하다.

〔注意點〕

① 徐脈

② 低血壓

③ 肺水腫

等이 일어나는 수가 있으므로 그 對策을 생각해 둔다. 特히 ③에 對해서는 지기타리스製劑, 酸素吸入, 모르핀, 交連切開를 신속하게 行한다. 輸血이나, 輸液의 制限, 利尿劑의 使用, 스태로이드의 使用, 四肢의 驅血 血管擴張劑 等의 使用을 생각하여 둔다.

呼吸에 對해서는 肺切開를 할 때와 같다. 從隔侵透의 豫防을 위하여 心囊을 胸壁에 固定하여 둔다.

2) 心室中隔修腹術

〔前投藥〕

硫酸아드로핀 0.3～0.5 mg,　鹽酸페치진 30～50 mg 을 30分　前에　筋注

〔取穴〕

內關─列缺(兩側),　耳針(胸,　顎,　腎,　肺)　(左側)

充分한 울림을 얻은 뒤에도 15分間程度 捻針을 行한다. 이어서　電針으로 바꾼다. (列缺은 經穴에서　윗쪽으로,　橈骨神經의　走行方向으로　針을 刺入한다).

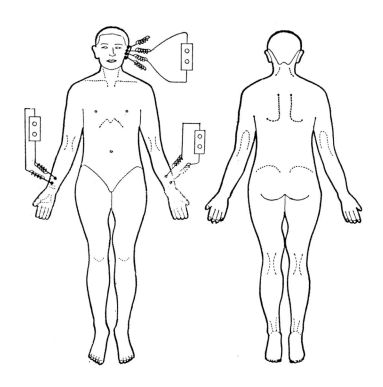

(그림 18)　心室中隔修腹術
內關─列缺(兩側)　耳針(胸,　頸,　腎,　肺)左

〔補助藥〕

胸骨의 裏側에 局所 麻醉를 한다. 鹽酸폐치진의 點滴도 다른 것과 同一하게 行한다.

低酸素症이 일어나지 않도록 미리 酸素吸入을 시켜둔다. 人工呼吸을 할 수 있는 準備도, 抗凝血藥, 昇壓劑, 人工心肺의 準備, 輸血 等은 全身麻醉下의 手術을 할 때처럼 行한다.

17. 結核性頸部淋巴管炎廓淸

〔前投藥〕

페노바이르, 鹽酸페치진 等을 使用한다.

〔取穴〕

① 扶突—顴髎

② 合谷—內關

③ 頸神經에, 椎間孔을 겨냥한다.

〔刺激〕

같은 方法으로 3H$_x$, 3~4 눈금까지 올려서 20~40分 後에 執刀한다.

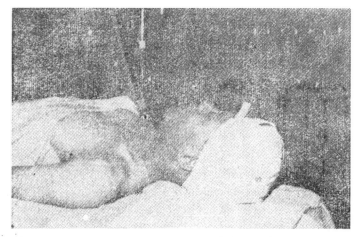

(사진 58) 結核性頸部淋巴管炎廓淸의 針麻醉 (1)
扶突—顴髎로 通電刺激

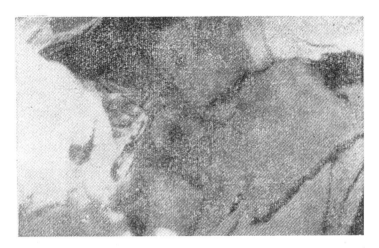

(사진 59)　結核性頸部淋巴管炎廓清 (3)

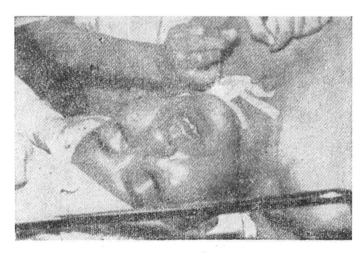

(사진 60)　結核性頸部淋巴管炎廓清 (2)

18. 下腹部開腹術

〔前投藥〕

아드로핀, 鹽酸페치진 35∼70 mg 을 30 分 前에 筋注

〔取穴〕

① 10∼12 肋間神經, 兩側

② 또는 足三里, 公孫, 三陰交를 兩側, 腹膜의 部는 局所疏醉劑 3∼5ml 浸潤시킨다.

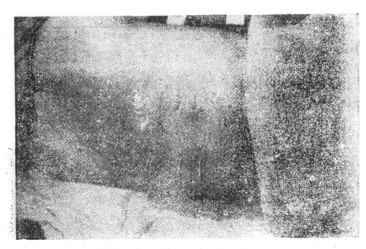

(사진 61) 下腹部開腹術의 取穴 (1)
肋間神經에의 刺針

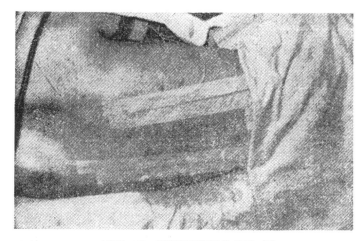

(사진 62) 下腹部開腹術의 取穴 (2)
絆創膏固定

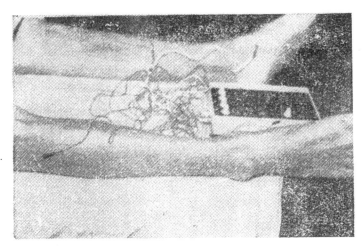

(사진 63) 下腹部開服術의 取穴 (3)
足三里에의 刺針

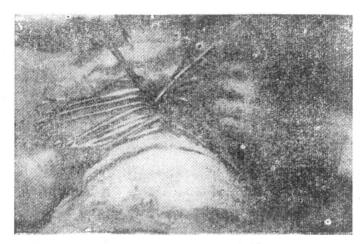

(사진 64)　下腹部開腹術의 그림 (4
開腹部筋의 도누스도 良好하다,)단, 腹膜게 ☆
프로카인 5ml 을 使用하였다,

19. 針麻醉失敗의 原因(效果不充分)

1) 取穴에 問題가 있다.
   - 手術部位와 經穴이 一致하지 않는다, 卽 經穴의 選擇의 잘못
   - 途中에서 針이 빠져있다.
   - 經穴에 針이 쩔려있지 않았다. 針感이 없다.
   - 그 밖에
2) (後)腹膜部의 手術操作이 主인 手術.
3) 腫瘍에 依한 骨破壞가 加해져 있다.

   經穴을 取하는 法이나, 神經이 正常이 아닌 따위의 問題가 있다.

4) 緊張이 極度로 되어 있어서, 닿이기만 하여도 아프다는 狀態가 되어 있을 때도 있다. 이런 경우는 鎭靜劑의 使用도 必要.

附

판針에 對해서는 經驗이 없으므로 說明을 省略하였으나, 언젠가 다음 機會에 미루고, 使用하는 經穴의 名稱과 部位를 가리킨다.

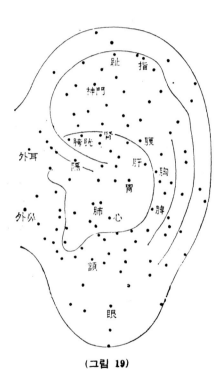

(그림 19)

20. 페인·크리니크에의 針麻醉의 應用

1) 頭痛

側頭部의 痛症에서는 大部分 下顎神經의 側頭枝가 刺激되어 있는 수가 많다. 後頭部에서는 大小後頭神經, 또는 後耳介神經이 刺激되어 있는 수가 많으므로 이들의 神經에 刺針을 行한다.

〔取穴〕

거기서 이들 痛症의 局在를 確認하고 在來의 페인·크리니크에서는 局所 麻醉나 永久브로크를 行하는 곳이나, 針에 따라서도 治癒된다는 것은 알려져 있다. 그러한대도 針만으로 보다는 良導絡治療에 使用되는 一定電壓을 걸면, 더욱 治療効果를 올릴 수가 있다고 알려져 있다. 더구나 이들의 一定電壓을 거는것 보다 斷續的으로 刺激을 加하는 편이 보다 治療効

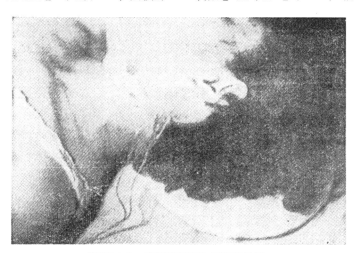

(사진 65) 後頭神經痛의 電氣針治療

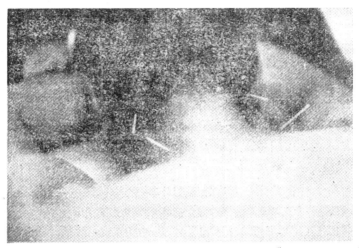

(사진 66) 頸部打撲後遺症의 針治療

果를 올릴 수 있다는 것을 알게 되었다. 即 電廠機로 刺激을 行하는 것이
다. 良導絡治療에서는 몇 時間밖에 아픔이 輕快하지 않는 患者가 이 方法
을 行하는 것으로, 며칠동안의 아픔에서 解放을 얻을수 있게 된 일이다.
많은 患者는 한번 이 方法을 行하면, 從來의 것보다 이것을 지적하여 要
望하는 일이 적지 않음을 알 수 있다,

2) 三叉神經痛

激裂한 發作을 했을 때의 針廠醉의 效果는 期待할 수 없다. 이 경우는
우리들 廠醉科醫가 從來부터 行하고 있는 局所 廠醉劑에서의 브로크가 有
效하다. 局所 廠醉劑로 몇차례 브로크를 行하고, 차차로 電廠器로 15~30
分間 每秋 3回, 電壓은 다이알게이지의 1~2의 자리에서 刺激을 行하도
록한다. 이것을 一週間에 2~3回行한다. 이리하여 疼痛發作이 차차로 일
어나지 않게 되고 3~4週로 完全하게 發作이 없어진다. 이경우 再發은 일
어나나 永久브로크時의 知覺廠痺가 없다는것, 그렇게 技術的으로 어렵지
않다는것, 出血이나 中毒의 危險이 적은 따위로 마음 편하게 治療할수

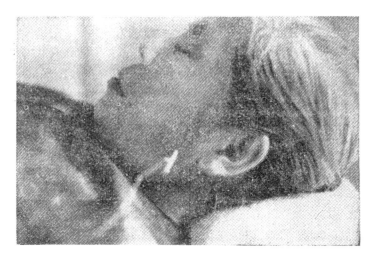

(사진 67)   三叉神經痛의 通電針治療

있는 點은 利點이라 할 수 있다.

〔取穴〕

下關(疼痛이 있는 神經根部에 이르도록 찌른다)과 顴髎, 第一枝인 경우는 攢竹 또는 陽白에 橫刺를 하고, 이것과 顴髎에도 刺한다.

合谷—外關이라도 足할 때가 있다. 效果는 亦是 疼痛이 있는 神經枝에 直接인 편이 確實하며 鎭痛도 얻기 쉽다. 側頭枝가 主이면, 이것에 向하여 針을 찌른다. 對極은 陽白이나 顴髎 下關으로 足하다.

二次性의 三叉神經痛인 경우는 4～5回의 治療로 낫는 경우가 많고, 神經브로크에 依한 效果와 거의 같다. 이럴때 제법 後頭神經의 部에도 疼痛이 있으며, 風池等에 取穴한다.

3). 胸痛

疼痛部의 肋間神經을 브로크하는 것처럼 取穴이 좋은 것은 말 할 것도 없으나, 三陽絡, 手三里, 合谷, 內關 等에서도 疼痛은 없어 진다.

$3H_2$, 30分間, 壓은 다이알게이지의 1에서 2～3까지 천천히 올라 간다.

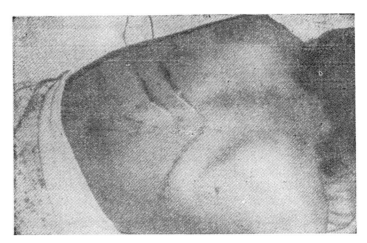

(사진 68) 胸痛의 通電針治療
食道癌에 依한 疼痛

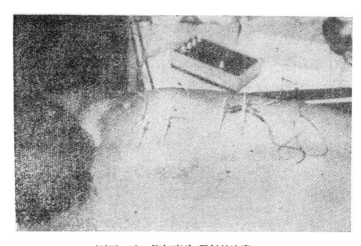

(사진 69) 鞭打症의 電氣針治療

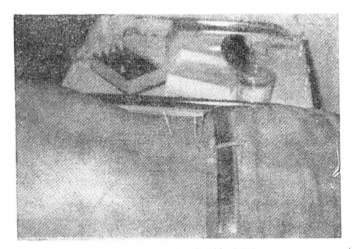

(사진 70) 腰痛症의 電氣針治療

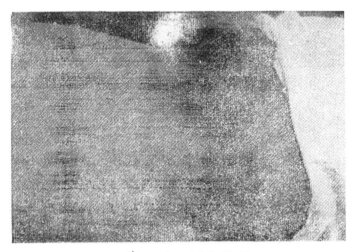

(사진 71) 腰痛의 針治療

4) 腰痛

〔取穴〕

足三里

腰椎 3, 4, 5의 部 傍脊椎神經.

3H$_z$, 30分 以上, 壓 3~4.

5) 頸部·扁桃腺

〔取穴〕

合谷—內關, 風池

3H$_z$ 30分 壓 2

6) 後部神經痛, 鞭打症

〔取穴〕

大小後頭神經, 後耳介神經.

3H$_z$ 30分, 壓 1.5~3.

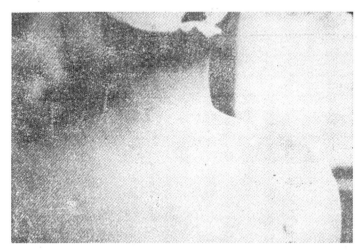

(사진 72) 어깨가 뻣뻣한 곳의 針治療
通電하지 않아도 좋으나 頑固한 것은 15~20分間 通電刺激을 한다

7) 肩 凝

〔取穴〕

肩甲上神經—大椎, 風池—翳明, 手三里～內關

針만으로도 좋으나, 亦是 손에 依한 刺激이나, 電針을 行한 편이 效果的이다.

3H$_z$, 壓 1～2, 15～30分間 通電

後　記

　針麻醉에 對하여 大體의 方向을 記述한 것이지만, 여기에 적은 一部에
對해서는 問題가 있는 것도 包含되어 있다. 即, 오늘날의 麻醉方法과 比
較하여 어느 것이 좋은가. 疑問이 있는 것이다. 예컨대, 開腹 手術, 開胸
手術, 心臟手術 等의 麻醉를 Nerolept Anesthesia 나 GOF 따위의 方法으로
行하는 것과 어느 쪽이 患者에게는, 血中炭酸까스 分壓이나, 酸素 分壓에
對한 危險이 없는 것이나, 意識이 없는 편이 좋다는 利點도 있다. 術者에
게 있어서도 手術을 하기 쉽고, 그 때문에 짧은 時間에 手術을 끝내게 되
면, 이것도 結局 患者에게는 좋은 結果를 가져 오는 것이 된다는 따위도
생각할 수 있다.

　針麻醉의 가장 效果的 또한 正確하게 行할 수 있는 手術 部位라는 것은
耳鼻科 部門인 것이며, 特히 手術例가 많은 上顎洞炎等의 副鼻腔 手術에
는 最適의 麻醉法이라 할 수 있다.

　著者의 病院에서의 15個月間의 上顎等 副鼻腔 手術에 對하여, 百例以
上의 針麻醉를 하였다. 그 中에는 針麻醉의 效果를 局所 麻醉와 比較하기
위하여, 한편을 針麻醉下에서 他側을 局所 麻醉下에서 手術을 行하여 보
았다. 그 結果 針의 經穴과 手術部位의 關係가 明瞭하게 된 時期, 即 1973
年 1月以來의 케이스에서는, 全例가 針麻醉에서의 手術을 좋다고 하고
있다. 著者의 病院에서의 局所 麻醉下에서의 副鼻腔의 手術은 곳에 따라
效果가 없는 例가 있으며, 患者는 아픔을 呼訴하는 수가 많지만, 針麻醉
에서는 그러한 일은 없고, 오히려, 針을 찌른 合谷이라든가 承泣의 部에
痛症을 느꼈다는 사람이 있는데 手術의 痛症을 呼訴하는 사람은 없었다.
最近의 誘導時間(針을 찌른 뒤 手術할 때까지의 時間)을 짧게 하기 위하

여 少量의 드로페리돌, 펜타죠신을 倂用하여 點滴하게 된 뒤부터는 全例가 痛症을 느끼지 않게 되었다.

이밖의 手術에는 鼻中隔의 手術은 著效를 나타내었다.

Poor pisk 의 麻醉에는 全身麻醉를 할 때에도, 麻醉劑의 使用量은 적어도 된다. 예컨대, 笑氣一酸素만으로도 充分히 手術을 行할 수 있는 수가 많다. 이와 같은 poor pisk 의 境遇에 針麻醉를 行하는 것은 患者의 狀態를 惡化시키는 일이 없이 手術을 進行시킬 수가 있으므로 좋은 方法이라고 일컬어지고 있다. 그러나, 著者의 病院에서는 이와 같은 例는 1 例밖에 없다. 日大病院에서는 數例의 經驗이 있으며, 좋은 成績을 거우고 있다.

皮膚科의 組織生檢에는 가장 좋은 麻醉方法이지만, 아직 取穴 部位가 明確하지 않기 때문에 四肢 背部 等의 麻醉效果가 不充分하며 今後 取穴 部位의 解明이 期待된다.

最後로, 針麻醉에는 合倂症이 전혀 없는 것으로 생각하고 있는 사람도 많으나 반드시 그런것은 아니며, 二·三의 合倂症은 있다. 모든 手術을 針麻醉로 最後까지 한다는 것은 危險하기도 하므로, 充分한 全身麻醉나 神經브로크, 硬膜外 麻醉에 對한 知識과 技術을 가진 사람이 이런것을 準備한 然後에 行할 것을 念頭에 두고 함부로 針麻醉을 行하는 일이 없도록 해 주기 바란다.

參 考 文 獻

1) 岩月賢一：Neuroleptnalgesia의 檢討, 麻醉, 22(7)：615~625, 1973.
2) 飛松源治外：新中國의 針麻醉手術의 見聞과 그 實施法, 日本醫事新報, 2523, 1973.
3) 鈴木 太, 飛松源治：中國의 針麻醉, 日本醫事新報, 2521, 1972.
4) 大嶋和海外 i 中國式鍼麻醉의 經驗. 日本麻醉學會九州地方會, 熊本, 1972.
5) 久場 襄外：中國式鍼麻醉의 適應. 日本麻醉學會, 關東地方會, 東京, 1972.
6) 久場 襄 外：中國式鍼麻醉의 經驗. 日本麻醉學會總會, 岡山, 1973.
7) 島山 稔, 岡本途也：耳鼻咽喉科展望, 16(1), 1973.
8) 久場 襄, 富澤尊儀, 島山稔針麻醉. 醫人藥人, 22(6), 1973.
9) 鈴木 太, 久場 襄：中國에 있어서의 麻醉의 現況. 日本醫事新報. 1973.
10) 谷美智士, 神山守人, 許瑞光, 山村秀夫：針麻醉의 問題點. 臨床外科, 28(6) 1973.
11) Bischko, J. Majer, E.H.：Potentiallities of analgesic acapuncture in otorhinolaryngalogy. International Federation of Oto-Rhino Laryngaological Societies. 14 (Feb.) 1973.
12) 中國生理研究所：兎視床中央外側核에 있어서의 傷害刺激에 對한 電氣的 反應 과 그 抑制. 中華醫學會. 誌 3號, 1973.
13) Chang Hsiang-Tung: Integrative action of thalamus in the Process of acupuncture for analgesia. Scientia Sinica, 16(1)：25~60, 1973.
14) 島山 稔：頭頸部惡性腫瘍의 針麻醉治療効果, 第74回 日本耳鼻咽喉科學會總 會, 東京, 1973.
15) 日中友好漢方相談室：針麻醉는 왜 可能한가. 9, 1973.
16) 日中友好漢方相談室：經穴·經絡과 針麻醉의 原理, 12, 1971.
17) 三井駿一：快速針刺療法. 續文堂出版, K.K. 1970.
18) 矢頭正義外：針麻醉의 經驗. 麻醉, 22(3)：251~258, 1973.
19) 大嶋和海, 岡本平次, 原野道子, 久場 襄：中國式針麻醉의 經驗(第一報), 麻 醉, 22(7), 678~684, 1973.
20) 針刺麻醉. 1972.
21) Dimond, E.G.：Acupuncture anesthesia JAMA. 218(10), 1558~1563, 1961.
22) Matsumoto, T., "Acupuncture and US medicine" JAMA, 220(7)：6010,

1972.

23) 小田代政美, 武谷敬之 : 針麻醉에 對하여, 日本醫事新報, 2503 : 43~46 1972.

24) 谷美智士 : 針의 麻醉作用에 對하여, 日本醫事新報, 2486 : 30~31, 1971.

25) 吉田一次 : 電氣針麻醉의 經驗. 日本醫事新報, 2516 : 32~34, 1972.

26) 下地恒毅外 ·· 局所通電에 依한 疼痛除去의 試圖. 麻醉 20(5), 1971.

27) 東英穗外 : 電氣麻醉의 臨床應用, 麻醉, 19(2), 1970.

28) 東英穗外 : 電氣麻醉의 臨床應用, 麻醉, 19(3), 1970.

29) 東英穗外 : 電氣麻醉의 臨床應用, 麻醉, 19(6), 1970.

30) Benzer, M. et al: Akupunktur-Analgesie, Anästhesist, 1972.

31) Shealy, C. N., et al: Electricail inhibition of pain. Anesthesia & Analgesia, 46(3), 299~305, 1967.

32) Wall, P. D. and Sweet, W. H. : Temporary abolition of pain in man. Science, 155: 108~109, 1967.

33) Melzack, R. and Wall, P. D. : Pain mechanisms. Anew theory. Science, 150 : 971~979, 1995.

34) Campbell, J. N. and Taub, A: local analgesia from Percutaneous electrical stimulation, a peripheral mechanism. Arch. Neurol., 28 (May): 347~350 1973.

35) Nashold B. S., and Friedman H., : Dorsal Colum stimulation for control of pain. J. Neurosurg. 36, 590~597, 1972.

36) Well, P. D., and Cronly-Dillor J. R., : Pain itch and vibration. Arch. Neurology, 2, 235~375, 1960.

37) 山村秀夫 : 針麻醉. 麻醉, 22, 11, 1~6 1978.

38) Meyer G. A. and Field H. L., : Causalgia treated by selective large fibre Stimulation of peripheral nerve, Brain. 95, 163~168, 1972.

39) Wilson, D. H. Treatment of Soft-tissue injuries by pulsed electrical energy, British medical Journal. 2, 269~270, 1972.

40) Shanghai acupuncture anesthesia co-ordinating group the peoples republic of china, acupuneture anesthesia; august. 1973.

早　見

◼ 박종갑 ◼

(전)대한한방침구연구소 소장

발행 저서
- 좌골신경통치료비법
- 침구실용경혈학
- 통증과 침구치료
- 침뜸 치료 보감총서
- 최신한방처방보감총서
- 피내침 실무
- 실제 한방 진단과 치료비법
- 경험방에 의한 한방진료

침마취 기법	정가 14,000원

2022年 9月 15日 2판 인쇄
2022年 9月 20日 2판 발행
편 저 : 박 종 갑
발행인 : 김 현 호
발행처 : 법문 북스
　　　　(한 림 판)
공급처 : 법률미디어

152-050
서울 구로구 경인로 54길4(구로동 636-62)
TEL : 2636-2911~2, FAX : 2636-3012
등록 : 1979년 8월 27일 제5-22호
Home : www.lawb.co.kr

▎ISBN 978-89-7535-746-6 (93510)
▎이 도서의 국립중앙도서관 출판예정도서목록(CIP)은 서지정보유
통지원시스템 홈페이지(http://seoji.nl.go.kr)와 국가자료종합목
록 구축시스템(http://kolis-net.nl.go.kr)에서 이용하실 수 있습
니다. (CIP제어번호 : CIP2019026018)
▎파본은 교환해 드립니다.

대한민국 법률서적 최고의 인터넷 서점으로
법률서적과 그 외 서적도 제공하는

각종법률서적 신간서적도 보시고
정보도 얻으시고
홈페이지 이벤트를 통해서
상품도 받아갈 수 있는

정품 법률서적 종합 사이트
www.lawb.co.kr

(모든 법률서적 특별공급)

대표전화 (02) 2636 - 2911

침마취 기법

ISBN 978-89-7535-746-6

14,000원